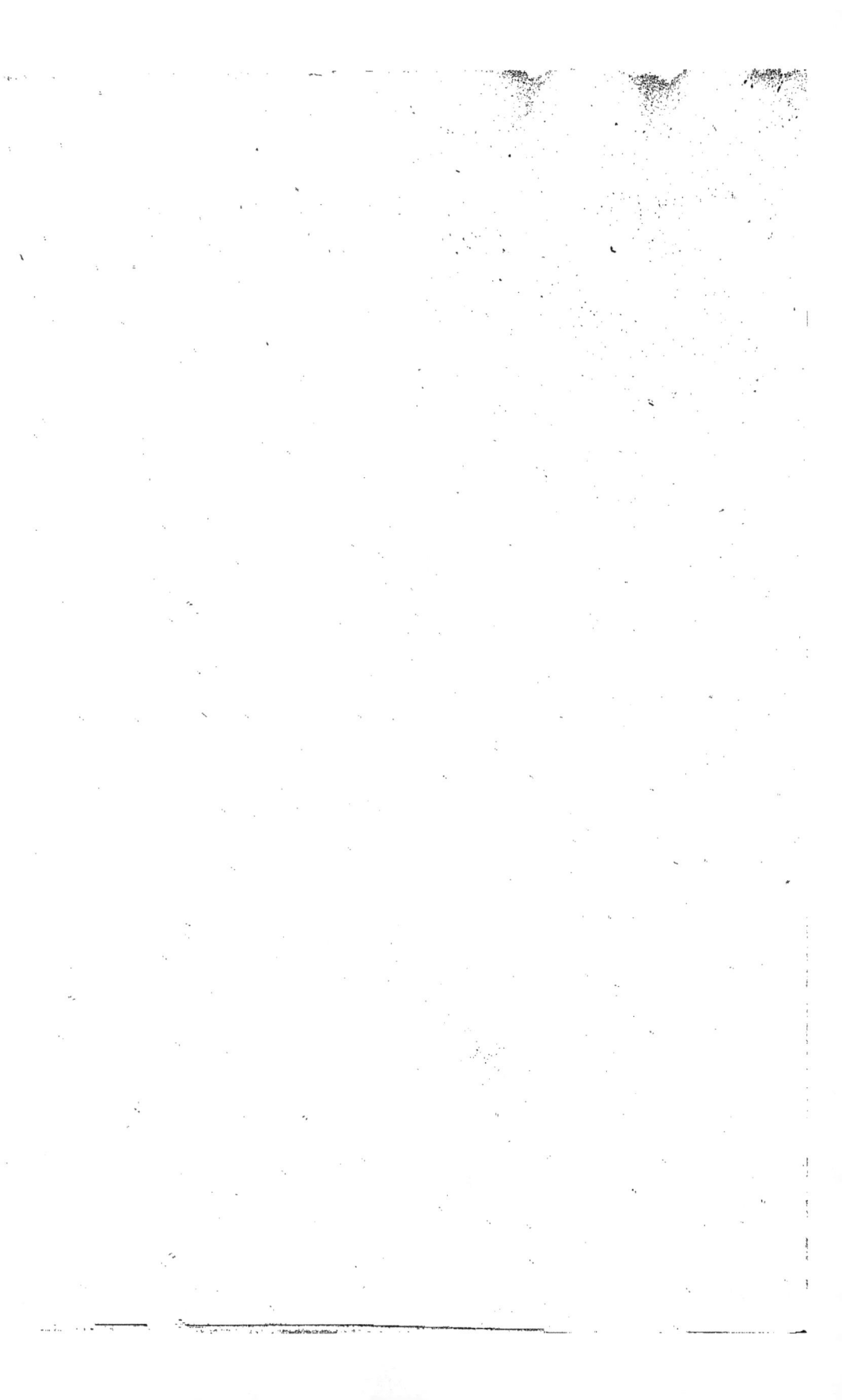

RECHERCHES
SUR LES IRRÉGULARITÉS
QUE PRÉSENTE QUELQUEFOIS DANS SA MARCHE
LA PETITE-VÉROLE INOCULÉE,
Et sur la confiance que méritent ces sortes d'Inoculations irrégulières.

PAR Mr. CUSSON,

Docteur en Médecine & Vice-Professeur Royal de Botanique dans l'Université de Montpellier; Membre de la Société Royale des Sciences de la même Ville; des Académies Royales des Sciences de Madrid, de Turin, de Toulouse, de la Société Royale de Médecine de Paris, & du College Royal de Médecine de Lorraine.

Tous les Hommes y ont un égal intérêt.
(Le Chancelier BACCON.)

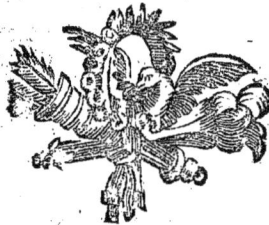

A MONTPELLIER,
De l'Imprimerie de JEAN MARTEL AINÉ, Imprimeur Ordinaire du Roi, des États-Généraux de la Province de Languedoc, & de la Société Royale des Sciences.

M. DCC. LXXXVIII.

POST SCRIPTUM.

DEPUIS l'impreffion de ce Mémoire , j'ai eu connoiffance d'un fait qui femble devoir rendre moins fufpecte & moins douteufe *la petite-Vérole inoculée dont la marche eft rapide.* (§. II. *Seconde irrégularité* , pag. 24.)

Mr. *Vigarous* , *Profeffeur en Médecine* , a bien voulu me communiquer une obfervation qui prouve que la Nature ne fuit pas toujours une marche réglée.

Au moment où j'écris , il vient de traiter de la *petite-Vérole naturelle* un jeune enfant , chez lequel la maladie a préfenté dans fon cours *une rapidité* fi marquée , que chacune de fes périodes n'a duré tout au plus que quarante-huit heures.

La *fievre d'invafion* , l'*éruption* , la *fuppuration des boutons* & la *deffication des puftules* , ont été entièrement finies dans l'efpace de neuf jours , à compter rigoureufement de celui où l'enfant s'eft trouvé incommodé. La maladie a été complétement terminée à la fin du neuvième jour , & dès cet inftant il n'en a plus exifté de traces. Il a feulement refté des croûtes qui font fucceffivement tombées , mais tous les autres fymptômes de la maladie avoient difparu.

Cet Obfervateur , auffi exact que judicieux , a apperçu d'une manière bien caractérifée , que *la fievre d'invafion s'eft jointe à celle de fuppuration* , & que les premiers boutons fortis ont commencé à fuppurer dès la fin de l'éruption , qui a été parfaite en quarante-huit heures.

Si l'on en excepte *la marche rapide* , cette petite-Vérole n'a laiffé aucun doute fur fa validité , & elle a fuivi pour tout le refte l'ordre le plus propre à raffurer.

La fievre , quoique vive dans le principe , n'a cependant jamais excédé les bornes ; la fortie des boutons s'eft faite fans orage ; leur fuppuration a été des plus complettes & des plus louables ; le defféchement des puftules & la chûte des croûtes n'ont rien préfenté de particulier , feulement , comme les autres périodes , de la maladie ont été plus rapides , celle-ci eft furvenue beaucoup plutôt qu'elle n'arrive ordinairement.

Cette irrégularité pouvant fe préfenter dans la *petite-Vérole naturelle* ; il femble que la *petite-Vérole inoculée qui l'offre, doit être confidérée de même œil & regardée comme auffi propre à préferver de la récidive*, qu'elle.

Cette opinion, qui étoit celle de quelques Inoculateurs Anglois, paroît aujourd'hui porter fur un fondement plus folide depuis que l'on fait que la *petite - Vérole naturelle* peut être accompagnée du même phénomème.

Cette obfervation intéreffante eft propre à affoiblir les doutes que j'ai cru devoir infpirer fur cette anomalie (pag. 51.), d'après le fentiment de plufieurs Modernes, & diminuer les craintes attachées aux *petites-Véroles inoculées* qui la préfentent.

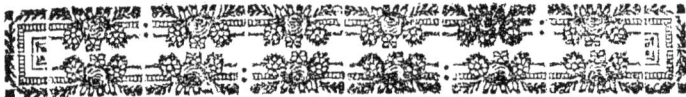

RECHERCHES

Sur les irrégularités que préſente quelquefois dans ſa marche la petite Vérole inoculée, & ſur la confiance que méritent ces ſortes d'inoculations irrégulières. (*)

Nombre de Philoſophes & de Médecins diſtingués, ont écrit ſur l'inoculation de la petite Vérole. Les uns ſe ſont attachés à établir & à faire valoir les avantages de cette pratique ſalutaire. Les autres dirigeant leurs travaux vers les précautions qu'elle exige, ont tracé les règles de traitement, propres à réaliſer le ſuccès conſtant de l'opération.

Je ne connois qu'un ſeul Auteur qui ait indiqué quelques unes des irrégularités dont la petite Vérole inoculée eſt ſuſceptible (1).

Cependant, l'exiſtence de pluſieurs de ces irrégularités eſt atteſtée par des Obſervateurs reſpectables. Elle mérite d'être d'autant-plus approfondie, que dans certaines circonſtances ces irrégularités abſorbent les traces eſſentielles de la maladie, au point de la rendre méconnoiſſable.

Il ſeroit donc généralement important, que l'on parvînt à fixer d'une manière invariable, le caractère que doit avoir la *petite Vérole inoculée*, pour pouvoir tenir

---

lieu de la *petite Vérole naturelle*. Cette connoiffance, une des plus utiles pour la sûreté des Sujets, eft encore une de celles qui peut le plus ajouter à la per- feﬁion de l'inoculation, & relever les grands avantages de cette méthode.

Il eft certain qu'en inoculant, l'on fe propofe pour but, de procurer une petite Vérole de bonne efpèce, fans aucun doute fur fon effet, & fans autre danger d'une nouvelle contagion, que le danger qui fuit très- rarement une petite Vérole naturelle.

Mais il faut être de bonne - foi ; ces conditions ne fe rencontreront jamais que dans ces petites Véroles inoculées, qui, parfaitement conformes à la petite Vérole naturelle bénigne, préfentent les mêmes fymp- tômes qu'elle, fuivent la même marche, & éprouvent la même terminaifon.

Comme il ne paroît exifter d'autre différence entre l'une & l'autre de ces maladies, que celle qui naît de la nature bénigne des accidens ; de même la petite Vérole inoculée femble ne pouvoir réellement tenir lieu de la naturelle, que lorfqu'elle a, comme elle, fes temps d'*invafion*, d'*éruption* & de *deﬀication*.

„ Cette vérité, dit un Auteur eftimable (2), en „ dépouillant l'inoculation de quelques avantages imagi- „ naires ou exagérés, lui en laiffe encore affez de réels, „ pour que cette pratique foit digne de la confiance „ publique. "

C'eft pour contribuer à raffurer, en éclairant cette même confiance, que je me propofe de développer ici les principales irrégularités de la petite Vérole inoculée ; & appréciant ces irrégularités avec autant de réflexion que de fcrupule, je diftinguerai celles qui, propres à tenir lieu de la petite Vérole naturelle, mettent auffi sûrement qu'elle, à l'abri d'une nouvelle contagion ; de celles qui ne la remplaçant qu'imparfaitement , font courir à chaque inftant , aux Sujets qui les ont éprou-vées , le rifque de contracter la maladie après avoir été inoculés.

En traitant cette matière intéreffante, je ne me diffimule point toutes les difficultés qu'elle renferme ; il ne s'agit de rien moins que d'attaquer des opinions prefque généralement adoptées , & auxquelles de grands noms femblent avoir mis leurs fceaux ; mais je n'oublie pas auffi combien les vrais Savans font des conquêtes aifées à la raifon , & c'eft ce qui m'encourage.

Le tableau des quatre périodes qui forment le cours de la petite Vérole inoculée régulière , eft le feul moyen exact de comparaifon , pour connoître les diffé-rences que peuvent préfenter entr'elles les diverfes petites Véroles inoculées. Ces différences conftituent, felon qu'elles font effentielles , des irrégularités d'une moindre ou plus férieufe conféquence pour la pratique ; je ne faurois donc me difpenfer de tracer , avant tout , ce tableau , tel que les Praticiens les plus célèbres l'ont obfervé & décrit.

SECTION PREMIERE.

HISTOIRE DE LA MALADIE.

L A petite Vérole inoculée régulière , comprend quatre périodes très - diftinctes.

La première période s'étend depuis l'inftant de l'*opé-ration* , jufqu'au moment où la *fièvre d'invafion* fe déclare.

La *feconde*, eft marquée par certe même *fièvre* *d'invafion*.

La *troifième*, par la *fortie des boutons*.

La *quatrième* enfin, par leur *fuppuration* & le *deffé* *chement des puftules*.

PREMIÈRE PÉRIODE.

Phénomènes qui la caractérifent.

Eruption locale. Les fymptômes propres à cette période, varient felon que l'opération a été pratiquée par la *méthode des piqûres*, ou par *celle de l'in-cifion* (3).

Après l'opération *par piqûre*, lors même qu'elle a réuffi, on n'obferve *le premier jour*, aucun change-ment dans la partie opérée.

Le *fecond jour*, cette partie préfente à l'œil armé d'une loupe, une légère tache de couleur orangée, affez analogue à une morfure de puce; on entrevoit même un commencement de crifpation dans la peau qui entoure la piqûre.

Le *troifième jour*, cette tache s'élargit, & fait éprou-ver à l'application du doigt une légère afpérité.

Le *quatrième jour*, la piqûre fe renfle, & prend la forme d'une veffie; on y apperçoit une humeur féreufe & limpide; & fon contour manifefte un commence-ment d'inflammation, qui incommode les Sujets par une démangeaifon & un picotement dans la partie.

Le *cinquième jour*, ces changemens fe préfentent d'une manière plus évidente & plus marquée.

Le *fixième jour*: roideur & douleur fous les aiffelles; celle-ci, quoique légère dans le principe, acquiert fuc-ceffivement de l'intenfité, fur-tout lorfqu'on manie la

partie fans ménagement , ou que l'on foumet les
Sujets à des mouvemens de bras rapides. Ce même
jour, le centre du bouton véficulaire fe creufe & devient
blanc ; l'inflammation gagne la circonférence ; la partie
devient plus douloureufe , & l'on voit, à la faveur de la
loupe, que l'endroit précis de la piqûre, donne naiffance
à un véritable bouton variolique ; fouvent , d'autres
petits boutons de même nature , entourent le prin-
cipal.

Le *feptième jour* , tous ces fymptômes fe décou-
vrent à l'œil nu. C'eft ordinairement à la fin de ce
jour, que commencent les fymptômes de *la fièvre d'in-*
vafion , ou la *feconde période*.

Quand l'opération a été pratiquée par *incifion* , on
s'apperçoit , en même temps qu'on extrait les fils varioliques (c'eft-à-dire, quarante ou quarante-huit heures
après leur placement) que l'*incifion* eft légèrement
enflammée. Lorfque le miafme variolique a produit fon
effet, les marques de cette inflammation font fur-tout
apparentes.

Le *troifième* & le *quatrième jour*, l'inflammation fe
foutient prefque au même point chez la plûpart des
Sujets ; chez d'autres, pourtant , la levée de l'appareil
fait pâlir l'incifion; elle refte ainfi décolorée pendant la
durée du *troifième* & *quatrième jour* , & ce n'eft que
vers la fin du *quatrième* que l'inflammation reparoît
dans fon premier état.

Le *cinquième jour*, la ligne faite par l'inftrument
devient blanchâtre ; la rougeur qu'elle avoit préfentée
dans les premiers temps, s'étendant dans les parties
voifines, détermine au tour de l'*incifion* une inflammation plus ou moins marquée. Dès - lors, la plaie
picote & démange. Le doigt promené deffus avec précaution , reffent une afpérité qui prend fa caufe dans

une férie de petites puftules varioliques qui garnit les bords de la plaie.

Le *fixième jour*, cette ligne blanche augmente d'é-tendue, de même que l'inflammation qui l'environne ; fi en cet état on embraffe la plaie entre les doigts, on s'apperçoit d'un gonflement & d'une dureté marquée dans toute la circonférence. Les Malades fe plaignent de douleurs aux aiffelles ou aux aînes, fuivant que l'*incifion* a été pratiquée aux extrémités fupérieures ou inférieures. Ce fymptôme, au refte, quoique familier, ne s'obferve pas toujours ; bien des Sujets éprouvent la maladie fans le préfenter (4).

Le *feptième jour*, la ligne blanche *s'élargit de plus en plus, paroît fe fendre dans toute fà longueur*, & la *plaie s'entr'ouvrir*. Elle laiffe fuinter une férofité proportionnée en abondance à la *profondeur des incifions*. Cet inftant eft celui où l'on voit croître tous les fymptômes qui, depuis le *fixième jour*, avoient com-mencé à fe manifefter. L'engorgement augmente de dureté & de volume, l'inflammation des environs de la plaie devient plus vive & plus étendue, les douleurs axillaires plus fortes & plus répétées, le gonflement des lèvres de la plaie plus confidérable.

C'eft encore à la fin de ce jour que commence, dans *cette méthode*, la *feconde période* de la maladie.

SECONDE PERIODE.

Phénomènes qui la caractérifent.

SYMPTÔMES GÉNÉRAUX.

FIÈVRE D'INVASION. Cette *feconde période* indiquée par la *fièvre d'invafion*, eft effentiellement marquée par elle.

La bouffiſſure, la décoloration de la face, quelque-fois pourtant ſa rougeur, ſont les ſymptômes qui le plus ſouvent l'accompagnent; chez quelques Sujets, le regard eſt vif & animé; chez d'autres, les yeux ſont humides; le plus grand nombre éprouve un mal-aiſe général, une triſteſſe profonde, des peſanteurs de tête, des douleurs dans les reins & dans les extrémités.

En général, cette fièvre eſt compliquée de dégoût, de nauſées, de vomiſſemens; tantôt elle s'annonce par des friſſons caractériſés, tantôt ſans friſſons. Eſt-elle vive? Les Sujets irritables & ſanguins ſont livrés à des révaſſeries, de légers délires, des tremouſſemens, des mouvemens convulſifs, des hémorragies par le nez, ou même par les parties naturelles chez les femmes. Le pouls eſt dur, ſerré, la chaleur brûlante, la peau ſèche. Ces ſymptômes, ordinairement paſſagers, diſ-paroiſſent ou s'affoibliſſent dès la ſortie des boutons.

S'agit-il de Sujets d'une conſtitution lâche? La fièvre eſt modérée, le pouls ſouple & développé. Une ſueur douce couvre la peau. L'urine de crue & limpide qu'elle étoit auparavant, devient laiteuſe & critique. La moi-teur augmente, le corps ſe garnit, pour l'ordinaire, de plaques éryſipélateuſes d'un rouge animé.

Tous ces ſymptômes ſe manifeſtent eſſentiellement le ſecond jour de la fièvre. Ils ſont les précurſeurs aſſurés & immédiats de la ſortie des boutons, ainſi que du commencement de la *troiſième période*.

Symptômes locaux.

Si pendant le cours de cette *ſeconde période*, on obſerve les plaies, on s'apperçoit que l'inflammation s'étend conſidérablement & avec vîteſſe; que le noyau phlegmoneux acquiert de l'étendue, de la ſenſibilité, de la dureté.

Les *plaies par piqûre* donnent une petite veffie enflammée dans fon contour, creufée dans fa partie moyenne, & relevée à la furface en noyau dur & douloureux.

Les *plaies par incifion* au contraire, font humides, s'entr'ouvrent davantage, & préfentent des bords plus élevés & plus gonflés ; de petits boutons varioleux les entourent en nombre, & en proportion de la fièvre ; ces petits boutons fe placent fur une efpèce d'*efflore-cence d'un rouge pâle ou de couleur purpurine , fem-blable à une légère ecchymofe de la largeur d'un petit écu.*

En cet état, la langue blanchit & fe charge ; les urines coulent plus abondamment ; le ventre devient ferré ; l'haleine contracte une odeur qui faifit à l'approche par fa fadeur & fon caractère particulier. Cette odeur, que l'expérience met plutôt à même de recon-noître que de définir, eft comparée par quelques Auteurs, à celle que rend l'*oignon cuit.* L'accablement & la difpofition au fommeil, font encore des fymptômes familiers. Enfin, *l'éruption fecondaire ou générale* ouvre la troifième *période.*

TROISIEME PÉRIODE.

Phénomènes qui la caractérifent.

SYMPTÔMES GÉNÉRAUX.

ERUPTION GÉNÉRALE. Cette période eft fur-tout indi-quée par les *boutons* qui fe manifeftent dans les diver-fes parties du corps. Ils percent le plus fouvent *fur la fin du troifième jour de la fièvre d'invafion*, c'eft-à-dire, le *dixième ou onzième jour* de l'opération. Dans la petite

Vérole inoculée, les premiers boutons s'obfervent, ainfi que dans la petite Vérole naturelle, fur le vifage ; ils naiffent fucceffivement fur la poitrine, les reins, le dos, les extrêmités. Ils font ordinairement affez peu nombreux pour être comptés (5); il eft pourtant des Sujets chez lefquels la confluence des boutons rendroit l'énumération difficile, pour ne pas dire impoffible (6); dans ce cas, les malades, principalement les perfonnes du fexe, font inquiets & agités par des picottemens incommodes. Cette éruption fe fait par bouffées & en plufieurs temps. On la voit s'accroître à différentes reprifes dans le jour, & il eft ordinaire d'apercevoir à un fecond examen, des puftules qu'on n'avoit pas aperçues quelques heures auparavant.

Cette éruption générale n'eft guère finie que le *treizième ou le quatorzième jour de l'opération*, c'eft-à-dire, qu'elle fe foutient *trois jours entiers*. Dès le fecond jour cependant, lorfque fur-tout la nature eft affez vigoureufe pour fe fuffire à elle-même, & déterminer, pendant les premieres vingt-quatre heures, la fortie d'un certain nombre de puftules, les malades fe trouvent fi finguliérement foulagés, qu'on les jugeroit prefque guéris : il n'eft pas rare de les voir fans fièvre, & fans apparence fenfible des fymptômes propres à la maladie, à moins qu'elle ne foit chargée en boutons.

Symptômes locaux.

Pendant tout le temps de *l'éruption générale*, les plaies des Sujets inoculés par *piqûre* s'enflamment fortement, deviennent plus dures & plus douloureufes. *L'efflorefcence purpurine* augmente d'étendue au point de gagner tout le deffus du bras (7). La petite veffie occupant le centre de la tumeur s'élargit, perd cet enfonce-

B

ment qu'elle avoit dans fon milieu, fe gonfle & fe remplit d'un pus qui, d'abord féreux, acquiert de la confiftance par les progrès de la maladie.

Les plaies par *incifion* fourniffent les mêmes phénomènes par rapport à l'inflammation & à l'engorgement ;
on obferve feulement que leurs bords font plus écartés,
que la matière qui en découle eft une férofité ichoreufe
& âcre, capable d'affecter les parties qu'elle touche, &
de donner quelquefois naiffance à l'éryfipèle. Les boutons qui entourent ces plaies, blanchiffent & fuppurent
d'une manière plus prompte que ceux de l'habitude du
corps, & les quelques jours d'avance qu'ont les premiers, font qu'ils font en pleine fuppuration quand les
derniers font à peine fortis.

QUATRIÈME PERIODE.

Phénomènes qui la caractérifent.

SYMPTÔMES GÉNÉRAUX.

SUPPURATION DES BOUTONS ET DESSÉCHEMENT
DES PUSTULES. *L'éruption* entièrement faite, la
fièvre ceffe, & avec elle tous les fymptômes qui
l'avoient accompagnée, fi toute-fois la maladie eft
fans complication. En ce moment commence la *quatrième & dernière Période.* Elle naît ordinairement
le troifième jour de l'éruption générale, c'eft-à-dire,
le treizième ou quatorzième jour de l'opération.
On voit alors les boutons groffir, s'élever, fe remplir d'une matière claire & féreufe d'abord, pour
prendre bientôt de la confiftance, & fe convertir en véritable pus. A mefure que les boutons blanchiffent à leur
pointe, le cercle rouge dont ils étoient entourés, dif-

paroît infenfiblement. Si la quantité de boutons fortis eft confidérable, il furvient une *fièvre fecondaire* ou de *fuppuration*, femblable à celle qu'on obferve dans la petite Vérole naturelle. Ce cas eft cependant rare ; le petit nombre ordinaire de boutons, n'eft pas capable d'exciter la fièvre ; & lorqu'elle fe manifefte, elle eft toujours modérée, & de peu de conféquence (8).

Les boutons devenus puftules, *sèchent, jauniffent & tombent fous forme de croûte* ; d'abord les boutons de la face comme les plus avancés, enfuite ceux des autres parties du corps par gradation. Ainfi finit le travail de la nature. La petite Vérole ayant fuivi une marche reglée, il ne refte plus de traces réelles de maladie ; la langue reprend fa couleur, l'appétit fe fait fentir & répare bientôt les forces affoiblies.

SYMPTÔMES LOCAUX.

Dans ces intervalles, *la tumeur phlegmoneufe des plaies par piqûre*, perd fa dureté, fa fenfibilité & fon état inflammatoire. Elle *s'amollit & fe réfoud* ; *l'effloref-cence purpurine s'étend*, *s'affoiblit & difparoît* ; la veffie placée fur la *piqûre*, continue à groffir & à fe remplir d'un pus de bonne efpece. Cette veffie quelquefois rompt, laiffant échapper une quantité de matière fluide ; mais le plus fouvent elle sèche, & forme avec les puftules voifines une croûte large & confiftante, qui tombe pour l'ordinaire du *vingt au vingt-cinquième* jour de l'opération. Sa chûte découvre une cicatrice affez analogue à celle du cautère : les Sujets en confervent l'empreinte toute la vie.

Dans les plaies faites par *incifion*, l'efcarre qui les couvroit, tombe par l'effet de la fuppuration, & laiffe entrevoir un ulcere plus ou moins profond, renfermant un pus de bonne efpèce ; les lèvres font dégorgées &

d'un rouge vif ; *le noyaux phlegmoneux de la tumeur diminue de volume , & fe termine en partie par réfolution , & en partie par fuppuration.*

Quoiqu'en général la cicatrifation des plaies par *incifion* foit plus lente que celle des plaies par *piqûre* , on peut néanmoins s'attendre à voir furvenir leur guérifon prefque dans le même temps , fur-tout fi les incifions ont été panfées comme il convient.

Telle eft la marche facile & conftante de toute petite Vérole inoculée, dont aucune irrégularité n'a altéré le cours ; mais malheureufement les chofes ne fe paffent pas toujours dans l'ordre que nous venons de décrire, & il eft fouvent trop ordinaire de voir la maladie troublée, dénaturée même, dans quelqu'une de fes périodes, par des anomalies fufpectes au fuccès de l'opération.

L'hiftoire de ces anomalies, va me fournir les moyens de fixer la valeur de chacune d'elles , & d'aprécier celles qui font vraiement préfervatives & celles qui ne le font pas.

SECTION SECONDE.

IRRÉGULARITÉS DE LA PETITE VÉROLE INOCULÉE.

Il en eft de propres & de particulieres à chaque Période.

IRRÉGULARITÉS DE LA PREMIERE PÉRIODE.

Elle peut en préfenter deux ;
1°. Celle où *l'opération eft pratiquée abfolument fans fuccès.*

2°. Celle *dans laquelle les parties opérées fourniſſent l'enſemble des ſignes propres à annoncer & à caractériſer l'infection, ſans que cependant la maladie ait aucune autre ſuite.*

§ I.

Premiere irrégularité.

Quelque méthode qu'on ait employée dans l'opération ; cette 'eſpèce *d'irrégularité* ne laiſſe apercevoir ſur la partie opérée, aucun ſigne qui puiſſe faire ſoupçonner que le virus introduit ſous la peau a produit ſon effet. Cette partie au contraire n'offre dans ce cas, qu'une rougeur à peine ſenſible, lente, circonſcrite, qui ſe diſſipe dans le moment même où les Inoculés devroient plus ſenſiblement éprouver les ſymptômes précurſeurs de la maladie. On ne rencontre chez eux, ni laſſitudes, ni inſomnies, ni la plus légère incommodité. Leur gaieté ordinaire n'eſt point troublée ; leur appétit ſe ſoutient; rien n'annonce abſolument le dérangement de leur ſanté.

Cette irrégularité, qui eſt une des plus défavorables à la méthode, eſt aſſez rare pour n'en compter que quatre à cinq exemples ſur cent Inoculés. (1)

§ I I.

Seconde irrégularité.

Quoique dans celle‑ci, les parties opérées s'enflamment ſouvent, même profondément ; que les plaies manifeſtent un gonflement & une ſuppuration déterminés ; enfin, que tout ſemble promettre une infection complette, la fièvre ne ſe déclare

cependant point , pas même les fymptômes qui
d'ordinaire la précèdent & l'accompagnent. Il ne fe fait
aucune éruption varioleufe , ou , fi elle furvient, elle
n'eft produite que par des boutons qui avortent toujours
& difparoiffent le plus fouvent quelques heures après leur
fortie.

Dans cette irrégularité , l'infection paroît fe borner à
la partie opérée , la maladie eft entiérement circonfcrite
dans le contour des plaies , & n'affecte les Sujets ni dans
leur appétit , ni dans leurs forces. Il femble que le virus
introduit n'a agi que comme corps étranger , & qu'il n'a
pu communiquer au fujet qu'une infection purement locale,
proportionnée à la difpofition actuelle qu'il apportoit à
en recevoir les effets.

Le défaut de *noyaux phlegmoneux dans les parties*
opérées, paroît caractérifer effentiellement cette irrégularité. L'obfervation prouve que ce noyau fe rencontre
toujours dans les inoculations que le fuccès doit accompagner , tandis qu'il manque pour l'ordinaire dans celles
qui doivent être fans effets. Quelques propres que foient
donc *le gonflement & la fuppuration commençante des*
plaies à faire foupçonner l'infection réelle , ces deux
fignes ne doivent cependant être confidérés que
comme fecondaires. Le premier fe préfente trop fré-
quemment dans les inoculations qui avortent; le fecond , eft également trop fouvent déterminé par l'effet
de l'inftrument feul , fur-tout dans le méthode de *l'in-*
cifion.

On trouve chez les Auteurs , plufieurs exemples de
cette *irrégularité. M. Gatti*, dans les détails qu'il donne
de l'inoculation de Madame la Ducheffe de Bouflers (2),
rapporte : » Que quatre à cinq jours après l'opération ,
» il s'apperçut, au tour de l'incifion, d'une rougeur mar-
» quée , qu'il regarda comme annonçant l'infection de

» la petite Vérole ; cette rougeur augmenta chaque
» jour ; & vers le feptième ou huitième , la plaie com-
» mença à fuppurer : il y avoit dans fon contour, fix
» boutons affez petits, qui poufsèrent fucceffivement,
» fuppurèrent & difparurent le lendemain. « La plaie con-
tinuant à fuppurer pendant fept à huit jours , M. *Gatti*
crut pouvoir affurer à Madame la Ducheffe de Bouflers qu'elle avoit éprouvé la petite Vérole, & qu'elle
n'avoit plus à redouter cette maladie. L'événement
prouva qu'il s'étoit trompé ; il regarda les accidents qui
furvinrent à l'incifion, comme des fignes certains que
la petite Vérole avoit pris ; ne voyant pas paroître enfuite les fymptômes caractériftiques de la petite Vérole
inoculée, favoir : la fièvre fuivie de la fuppuration des
plaies ; il crut que l'action du virus variolique ne pouvoit produire , fur Madame la Ducheffe, d'autre effet
que celui qui s'étoit manifefté au tour de l'incifion.
Il la jugea d'autant plus à l'abri de la contagion,
qu'elle avoit fréquenté depuis des varioleux. Il fe
fondoit fur une opinion généralement reçue , que
lorfqu'à l'endroit de l'incifion il paroît que la petite
Vérole a pris, cette maladie doit s'enfuivre, au cas
que le Sujet en foit fufceptible.

Madame de Bouflers ayant contracté deux ans &
demi après , une petite Vérole naturelle, l'événement
lui prouva que ce principe étoit faux ; que les fignes
qu'on regardoit comme une preuve que la petite Vérole
a pris, étoient équivoques ; & que le virus pouvoit
agir fur l'endroit de l'incifion , fans communiquer au
refte du corps.

M. *Duboueis* , Médecin de Cliffon en Bretagne, inocula le 11 Mai 1775, un Adulte qui fe décida à l'opération par la crainte qu'il avoit de contracter la petite Vérole, qui faifoit alors beaucoup de ravage dans la ville

de Nantes; » l'insertion fut répétée trois fois dans l'espace
» d'un mois ; elle ne produisit aucun dérangement
» dans sa santé, & ne communiqua pas la moindre
» émotion fébrile ; mais l'application du virus occasionna
» à l'endroit des piqûres un ulcère assez considérable, &
» une suppuration abondante, qui a duré long-temps (3).

M. *Opitz* fournit encore (4) un exemple frappant de
cette *irrégularité*. » Chez un Sujet inoculé par incision ,
» les plaies furent enflammées jusqu'au cinquième pan-
» sement , ayant entr'elles une raie de matière purulen-
» te ; l'enfant n'eut cependant d'autre incommodité que
» celle d'être un peu plus endormi, & de suer beaucoup.
» Au sixième pansement, la plaie étoit dans le même
» état, mais il y avoit de plus dans le voisinage, de pe-
» tites pustules, semblables à celles qui annoncent l'é-
» ruption de la petite Vérole ; le lendemain, la plaie fut
» sèche , & guérie le surlendemain. Ce même jour ,
» on apperçut en différens endroits, aux bras & aux
» jambes , de petites pustules remplies d'eau, qui fu-
» rent sèchées 24 heures après, & l'enfant, pendant
» tout ce temps, se porta très-bien ». Cette éruption
n'ayant point été regardée par M. Opitz comme vérita-
blement varioleuse par l'irrégularité de sa marche & le
défaut de fièvre ; il se détermina, pour la sûreté de l'enfant , à une seconde inoculation ; & celle-ci amena une
petite Vérole dont la nature & la validité ne laissèrent
rien à désirer , par la régularité de ses périodes.

M. *Dawson*, fait mention (5) de deux jeunes inoculés,
» chez lesquels on observa le troisième jour une inflam-
» mation au tour de l'incision ; le cinquième jour l'in-
» flammation étoit considérablement augmentée &
» s'étendoit à peu près de la largeur d'un petit écu.
» Ayant inoculé dix-neuf autres Sujets avec le pus pris
» des bras de ces Enfans , ils eurent tous la fièvre,

» &

„ & l'éruption au temps convenable; mais les deux
„ Enfans qui avoient fourni la matière, ne furent point
„ malades comme on s'y attendoit. Le onzième jour
„ l'inflammation du bras fut confidérablement dimi-
„ nuée, & deux ou trois jours après, il ne reftoit plus
„ qu'une croûte sèche. „

D'après l'opinion généralement adoptée, M. *Dawfon*
n'héfita pas à affurer aux parens que leurs Enfans étoient
à l'abri d'une nouvelle petite Vérole; cependant, comme ils avoient quelque follicitude fur le fuccès de la
première opération, ils infiftèrent fur une feconde ten-
tative, d'après laquelle il furvint au tour des plaies une
inflammation qui tint la même marche qu'auparavant,
à la différence que le neuvième ou dixième jour, une
fièvre vive fe déclara & développa un nombre confidérable de puftules varioliques.

M. *Wright*, Membre du Collége Royal des Médecins
d'Edimbourg, rapporte également (6): « avoir inoculé
„ avec un pus pris fur un Malade attaqué de petite
„ Vérole naturelle, fix Négres, dont les incifions furent
„ sèches dès le fixième jour, après avoir annoncé des
„ fignes d'infection.

Comme beaucoup de Négres de la même habi-
tation avoient la maladie, & qu'il y avoit danger de
la contagion par les voies ordinaires, il les fit placer
dans un endroit féparé pour les inoculer de nouveau,
& y refter jufqu'à parfaite guérifon. « M. *Wright*, ayant
„ alors depuis fept jours *une groffe puftule varioleufe*
„ fur le pouce gauche, au défaut d'autre matière, ino-
„ cula ces fix Négres avec le pus de cette puftule;
„ l'infection fe communiqua, la fièvre varioleufe fe
„ déclara le feptième & le huitième jour, l'éruption fe
„ fit comme à l'ordinaire. Deux de ces Négres eurent
„ à peu près cinq cents puftules; les quatre autres

C

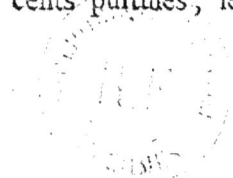

,, eurent une variole plus douce ; tous furent entière-
,, ment guéris de cette dernière inoculation en feize
,, jours. "

M. *Chretien*, Médecin de Montpellier, inocula par
piqûre pendant l'Automne de l'année 1786, deux
Demoifelles, l'une âgée de fix ans, l'autre de trois;
" l'opération fut pratiquée avec la lancette qui, la veille,
,, avoit été trempée dans un pus de petite Vérole
,, naturelle. Les trois piqûres faites à chaque bras,
,, parurent annoncer le fuccès de l'opération d'une
,, manière prompte. Elles préfentèrent dans leur mar-
,, che tant de rapidité, que le foir du fecond jour
,, de l'infertion, on apperçut un bouton très-gros &
,, très-enflammé à chacune des piqûres, qui commen-
,, cèrent dès le quatrième jour à rendre abondamment.
,, Le cinquième, une des piqûres de l'ainée fécha,
,, mais les autres, de même que celles de fa fœur,
,, s'enflammèrent davantage, & devinrent plus ou moins
,, phlegmoneufes, rendant toujours beaucoup. Le fep-
,, tième jour, nulle douleur aux aiffelles ne s'étant faite
,, fentir, la plus jeune de ces deux Demoifelles eut
,, un affoupiffement qui la força à dormir, & l'ainée
,, éprouva des envies de vomir qui la fatiguèrent. Ni
,, l'une ni l'autre n'eurent de fièvre fenfible, mais il
,, s'établit chez toutes deux, des fueurs abondantes pen-
,, dant les nuits du huitième, neuvième & dixième jour.
,, Ce dernier jour, la cadette eut cinq à fix petits
,, boutons fur différentes parties du corps, & le lende-
,, main l'ainée éprouva une pareille éruption, mais l'une
,, & l'autre fans fuppuration. L'écoulement des piqûres
,, fe foutint encore plufieurs jours après le terme ordi-
,, naire de la maladie. (7)

Imbu de l'opinion générale, M. *Chretien* regarda
ces deux Sujets comme ayant éprouvé une véritable

petite Vérole ; & conféquemment comme à l'abri d'une nouvelle contagion. Il expliquoit par le grand écoulement qu'avoient fourni de très - bonne heure leurs piqûres, l'abfence des douleurs aux aiffelles; fymptôme qui, quoique familier, n'eft pas abfolument néceffaire. Il rapportoit le manque d'éruption aux fueurs abondantes qui s'étoient établies chez ces deux Sujets pendant trois nuits. Ces deux Inoculés lui avoient fourni de la matière avec laquelle il avoit donné la petite Vérole, & deux autres Confrères s'en étoient également fervis avec fuccès. Séduit par cette particularité, & entraîné par la force de l'axiome *nemo dat quod non habet*, M. Chretien jugea ces deux Inoculés à l'abri d'une nouvelle contagion ; cependant, la petite Vérole naturelle qu'ils éprouvèrent un mois après l'opération, lui fit connoître le peu de validité de cet axiome, & la néceffité d'abandonner une opinion trop légèrement accréditée.

IRREGULARITÉS DE LA SECONDE PÉRIODE.

Elle en renferme trois ;

1°. *Celle où l'on n'apperçoit dans la partie inoculée, ni au temps ordinaire, ni dans la fuite, les fignes qui caractérifent d'une manière fûre l'infection locale ou générale, quoique la fièvre fe déclare avec tous les fymptômes qui lui font familiers.*

2°. *Celle qui montre une rapidité affectée dans fa marche.*

3°. *Celle dans laquelle la maladie parcourt fes temps avec lenteur.*

§. I.

Première irrégularité.

Dans cette efpèce, la maladie n'a qu'une partie des fymptômes qui doivent effentiellement la précéder & l'accompagner ; elle préfente cependant un de ceux qui peuvent le plus favorifer fon développement. Il femble que le virus a infecté rapidement l'intérieur, en refpéctant les voies qui lui ont donné paffage ; mais qu'il n'a été ni affez abondant ni affez énergique, pour manifefter par une éruption locale ou générale, les difpofitions du Sujet.

Il exifte plufieurs exemples de cette irrégularité.

M. *Kirpatrik* (8) dit avoir inoculé un Sujet « qui
» n'eut pour tout fymptôme que beaucoup de mal à la
» tête , & la fièvre au temps accoutumé ; mais pas un
» feul figne dans les plaies qui pût annoncer l'infection,
» & pas une puftule qui pût la confirmer «. Cependant, le Docteur *Wall* ayant inoculé un Enfant de fept ans avec l'humeur qui fuintoit des incifions, détermina une petite Vérole de belle efpèce , & qui parcourut tous fes temps avec régularité.

M. *Rebiere* rapporte (9) une obfervation qui vient à l'appui de celle de M. *Kirpatrick* «. Il dit avoir ino-
» culé, le 24 Avril 1775, par la méthode des futtons,
» une Demoifelle âgée de vingt-fix ans. Le pus
» frais fut pris d'une petite Vérole naturelle. Il fit à
» chaque bras trois légères incifions, qui ne firent que
» divifer l'épiderme ; il fortit une gouttelette de fang de
» chaque incifion. Elle avoit été préparée par quelques
» bains, par le régime, & par un purgatif pris la veille.
» Le 29 , *cinquième jour* de l'infertion , elle fe

» plaignit de douleurs aux aiſſelles. A cette époque, les
» piqûres offroient une couleur orangée, & s'élevoient
» tant ſoit peu au-deſſus du niveau de la peau. Dans
» les premiers jours, elles avoient occaſionné de la
» démangeaiſon.

» Les *ſixième & ſeptième jours*, les douleurs aux
» aiſſelles avoient diſparu, & les piqûres étoient dans
» le même état.

» Le *huitième jour*, la douleur aux aiſſelles fut plus
» forte qu'elle n'avoit été le cinquième. Environ midi,
» la Malade ſe plaignit d'une douleur à la partie poſté-
» rieure de la tête, avec des élancemens qui ſurve-
» noient par temps. La chaleur de la peau, la fréquence
» du pouls manifeſtèrent la fièvre; les piqûres préſen-
» toient une ligne rouge, au lieu d'orangée qu'elle étoit
» la veille; mais elles n'étoient point gonflées, & en
» paſſant par-deſſus, on ne ſentoit aucune dureté.

» Le *neuvième jour* au matin, elle étoit ſans fièvre
» & ſans mal de tête; la douleur des aiſſelles ſubſiſtoit
» toujours, & elle avoit bien paſſé la nuit; les piqûres
» étoient redevenues orangées.

» A midi, la fièvre, le mal de tête revinrent, & de-
» plus, une douleur aux reins, des mal-aiſes par-tout
» le corps; tous ces accidens augmentèrent le ſoir, &
» les piqûres reprirent leur couleur rouge.

» Le *dixième jour* au matin, tous ces ſymptômes
» avoient diſparu dans la nuit; elle avoit aſſez bien
» dormi, mais la douleur aux aiſſelles ſubſiſtoit toujours.

» A midi, ils reparurent avec plus de force que la
» veille; ce jour-là elle fut dégoûtée, eut la bouche
» mauvaiſe, la langue ſale.

» Le *onzième jour*, elle avoit mal paſſé la nuit; la
» fièvre étoit aſſez forte, de même que la douleur à
» la tête & aux reins; la bouche mauvaiſe, la langue

» couverte d'un limon blanchâtre ; elle éprouvoit des
» lassitudes & un mal-aise général. Tous ces symptômes
» augmentèrent dans la journée ; la fièvre étoit consi-
» dérable le soir ; les piqûres restèrent rouges toute la
» journée ; les douleurs axillaires avoient disparu.

» Le *douzième jour*, les symptômes de la fièvre con-
» tinuèrent bien avant dans la nuit ; elle fut plus calme
» le matin , la fièvre & la douleur furent peu de chose
» dans la journée ; le dégoût & l'état de la langue
» furent les mêmes ; les piqûres n'étoient pas plus
» rouges & n'étoient pas plus gonflées ni plus dures
» que le premier jour de la fièvre.

» Le *treizième jour*, la fièvre & les autres accidens
» avoient totalement disparu ; la langue étoit encore
» blanche, mais l'appétit revint ; *il ne parut aucun bou-*
» *ton sur le corps , & les piqûres ne présentoient plus*
» *de couleur différente du reste de la peau. Dans toute*
» *la maladie , elles n'ont causé aucune sensation dou-*
» *loureuse , ont resté toujours fermées , il n'en a rien*
» *suinté , l'on n'avoit jamais pu y sentir la moindre*
» *dureté en passant le doigt dessus , & la couleur oran-*
» *gée ne s'étoit jamais étendue au-delà de la petite*
» *ligne qui formoit l'incision , soit en longueur, soit en*
» *largeur.*

» Le *quatorzième jour*, tous les symptômes ci-dessus
» étant passés , sans qu'il se fut fait d'éruption , M.
» *Rebiere* inocula de nouveau, avec du pus pris de la
» pustule d'insertion d'un enfant qui étoit présent , qui
» étoit dans le troisième jour de la fièvre d'invasion ,
» & dont les environs de l'insertion étoient fort enflam-
» més, & le pus de la pustule fort abondant. L'érup-
» tion se fit dans la nuit , & cet Inoculé eut au moins
» quatre-vingt boutons qui tous suppurèrent.

» Il se servit de l'aiguille pour cette seconde inocu-

» lation , & infera le pus fous l'épiderme à la peau
» qui fépare le pouce de l'index ; il la fit aux deux
» mains.

» Le *fecond jour* de cette infertion , il s'éleva à la
» main gauche une puftule qui fe remplit de pus , s'ou-
» vrit & fuppura pendant quatorze jours ; la croûte
» étoit de la largeur d'une pièce de douze fols, & ne
» tomba que le vingt-quatrième jour de cette infertion,
» & le trente-feptième de la première ; cette puftule
» fe forma fans gonflemens ni inflammation des envi-
» rons , comme il arrive ordinairement dans le temps
» de la fièvre éruptive. L'infertion ne prit point à là
» main droite.

» A cette feconde inoculation , il n'y eut ni douleur
» aux aiffelles , ni aucun des fymptômes qu'elle avoit
» effuyé à la première ; elle s'étoit toujours bien portée
» depuis le treizième jour de fa première inoculation.

Enfin , le célèbre *Storck* dit (10) avoir vu des Inoculés , ne préfenter pour tout fymptôme que la fièvre.
Cette obfervation fe trouve conforme avec celles que
plufieurs Inoculateurs ont configné dans leurs Ecrits.

La diverfité qui règne dans les intervalles qui s'écou-
lent depuis le moment de l'opération jufqu'à celui de la
fièvre d'éruption , donne encore lieu à des anomalies
notables dans cette période.

Quoiqu'il foit ordinaire d'obferver du feptième au
huitième jour les fymptômes qui ont coûtume de précéder la fièvre d'invafion , il arrive pourtant , dans quelques circonftances, que ces fymptômes fe manifeftent
plutôt ou plus tard.

Cette différence fournit dans cette période une
feconde & troifième irrégularité, très-diftinctes & très-
oppofées ; l'une, dans *laquelle les fymptômes précurfeurs
de la fièvre , parcourent leur temps d'une manière rapide*

*& précoce ; l'autre, dans laquelle ils ne le font qu'avec
une lenteur souvent extrême.*

§ II.

Seconde irrégularité.

Dans la feconde de ces irrégularités, c'eft-à-dire,
*dans la petite Vérole inoculée qui marche avec rapidi-
té*, il eft ordinaire d'obferver avant le temps, des marques non douteufes d'infection dans les parties opérées ;
il n'eft pas rare de les voir enflammées, élevées, dures,
quelquefois 24 heures après l'infertion ; le lendemain
ou le furlendemain, les malades fe plaignent de péfan-
teur de tête, de vertiges, d'affoupiffement, de douleurs
axillaires, de picottement dans les plaies. Ces fymptômes, qui le plus fouvent précèdent la fièvre, ne tardent
pas à en être accompagnés, mais elle dure peu, & fe
termine le plus fouvent dans deux fois 24 heures. Pendant cet intervalle, l'inflammation des plaies s'accroît
rapidement, & donne naiffance alors à une pétite tumeur, fenfible, dure & rénitente au tact ; cette tumeur
préfente vers fa partie moyenne, une petite phlyctène
remplie les premiers jours, d'une férofité claire, qui
devient peu à peu purulente, & vraiement variolique ;
cette tumeur fe diffipe par dégré à mefure que la fièvre
diminue, & finit enfin par fe réfoudre.

Quoique ces fignes foient propres aux petites Véroles
inoculées qui marchent rapidement, on les obferve
cependant quelquefois, dans celles dont le cours
eft le plus régulier ; mais ces dernieres fe diftin-
guent facilement, en tant que les marques d'infection ne font bien fenfibles que les premières vingt-
quatre heures, & que les jours fuivans, la maladie ne paroît pas faire de progrès ; il n'eft pas

rare

fâre de voir les plaies refter au même point pendant trois ou quatre jours. Cette efpèce d'irrégularité , appellée par M. *Gandoger courte efpèce* , pourroit encore être nommée *petite Vérole précoce* (11).

Les exemples n'en font pas rares chez les Auteurs ; M. *Gandoger* (12) rapporte l'obfervation d'une Demoifelle de 16 ans , inoculée par M. *Defoteux* , „ chez laquelle la „ marche des fymptômes fut fi hâtive , la maladie fuivit „ de fi près l'opération , qu'elle fut terminée & guérie le „ neuvième jour après l'infertion , c'eft-à-dire , dans le „ temps où fouvent les premiers fymptômes fe font à „ peine obferver dans le cours ordinaire de la maladie.

M. *Murray* dit également (13) avoir foumis à l'infertion un Sujet , chez lequel les fymptômes précurfeurs de la fièvre d'invafion parurent 14 heures avant la fin du fixième jour après l'opération.

Cette diverfité dans l'apparition de la fièvre , eft caufe , ainfi qu'il l'obferve très-judicieufement , qu'on ne peut décider que très-difficilement , fi la maladie eft l'effet de l'inoculation ou de la contagion fpontanée.

Cette incertitude , très-fâcheufe pour le Médecin , eft une des plus défavorables à l'inoculation , fur-tout dans les cas malheureux.

J'ai devers moi deux obfervations qui viennent à l'appui de celles que je viens de citer. J'inoculai , en 1783 , un enfant âgé de deux mois , conjointement avec fes deux frères ainés , dont l'un avoit environ deux ans & demi , & l'autre quatre ans.

Les deux derniers préfentèrent dans leur maladie la marche ordinaire des petites Véroles inoculées , bénignes & régulières ; mais le plus jeune eut une petite Vérole dont les progrès furent fi rapides , qu'ils amenèrent la fièvre le cinquième jour de l'opération , & l'éruption générale du fixième au feptième.

D

La feconde obfervation de ce genre, eft celle d'un autre enfant à la mamelle, âgé de quatre mois ; cet enfant, inoculé par incifion le jeudi au foir, eut la fièvre le mardi d'après, & éprouva le mercredi & le jeudi une éruption légère de puftules varioliques. Après ce temps, la maladie marcha régulièrement.

En parcourant les Obfervateurs, on trouve plufieurs faits de même nature.

On doit fur-tout s'attendre à rencontrer cette irrégularité fur les Sujets que l'on a inoculé avec *un pus féreux & à peine formé* : c'eft ce que prouve l'obfervation fuivante. ,, M. *Chretien* inocula un garçon de 7 ans, d'un
,, tempérament bouillant ; il lui fit à un bras deux pi-
,, qûres avec des lancettes *chargées de férofités*, & il
,, employa pour l'autre bras, *du pus dans fa parfaite*
,, *coction*. Les piqûres faites avec la *férofité*, donnèrent
,, des marques d'infection dès le lendemain ; le troifième
,, jour, il y parut un bouton affez gros : celles qui furent
,, faites avec *le pus formé*, ne préfentèrent des fignes
,, d'infection que le foir du cinquième jour (14) ,,.

§ III.

Troifième irrégularité. 3°.

Il arrive d'autres fois au contraire, *que la maladie parcourt fes temps avec lenteur*, & que les fymptômes de la feconde période paroiffent beaucoup plus tard que le feptième ou huitième jour.

Dans ce cas, les fignes qui annoncent l'infection font à peine fenfibles ; les parties opérées, loin de s'enflammer, comme elles le font, quand la maladie marche avec régularité, reftent pâles, fe relèvent à peine, font indolentes ; le noyau phlegmoneux ne fe forme pas, & les

Inoculés ne fe plaignent ni de douleurs fous les aiffelles, ni de démangeaifon autour des plaies : il eft affez ordinaire de les voir mouillés principalement vers l'époque de l'éruption générale, d'une fueur fouvent abondante, & regardée, par quelques Inoculateurs, comme critiques, & capable de fuppléer les puftules varioliques.

On trouve dans les tranfactions philofophiques (15), l'hiftoire de deux inoculations, dans lefquelles les Sujets ne préfentèrent les fymptômes précurfeurs de la maladie, qu'après le húitième jour.

Richard Wrigth à obfervé quatre faits pareils ; & *Schwencke* en cite un cinquième exemple (16). *Gaubius* (17) parle d'un jeune-homme qui n'éprouva ces fymptômes que le dixième jour après l'opération. M. *Gandoger* (18) ne les obferva que le onzième jour chez un enfant de quatre ans, inoculé au mois de Mai 1766, & chez une Demoifelle âgée de huit ans, inoculée dans le même temps l'année d'après. M. *Hofty* (19) fait mention de la fille d'un Milord, à qui ces fymptômes ne parurent que le quatorzième jour ; & M. *Nicolas* (20) cite un cas analogue obfervé chez un enfant de fix ans.

J'ai moi-même été témoin de cette irrégularité fur quatre Sujets, fpécialement fur une Demoifelle de 4 ans, inoculée par incifion, chez laquelle l'infection locale marcha fi lentement, qu'on avoit de la peine à reconnoître, le huitième jours après l'opération, fi elle réuffiroit ; ce ne fut que vers la fin du douzième jour, que l'efflorefcence purpurine fe manifefta, amena la fièvre le quatorzième, & l'éruption le feizième.

La lenteur avec laquelle le virus opère, eft encore beaucoup plus marquée dans certaines circonftances.

. On lit dans l'excellent ouvrage du Docteur *Burges* (21)

l'hiftoire d'un Païfan qui, inoculé le 3 Février, n'éprouva les premiers fymptômes de la maladie que le 23.
J'ai connoiffance d'une irrégularité de ce genre encore plus frappante ; l'enfant qui en fut l'objet, âgé de
fix ans, & inoculé par piqûre, ne les préfenta que le
vingt-cinquième jour.

Ce phénomène, quelqu'extraordinaire qu'il paroiffe,
n'eft cependant pas unique. M. *Hofty* affure (22)
l'avoir lui - même obfervé chez un Enfant trouvé,
inoculé à l'Hôpital de Londres ; & le Docteur Monchy
cite l'obfervation d'un enfant de quatre ans, qui,
inoculé le 2 Septembre, ne préfenta l'inflammation
des plaies que le vingt-neuvième du même mois, &
les fymptômes bien déterminés de la fièvre éruptive, que
du premier au fecond Octobre. Cette irrégularité, dé-
fignée par M. *Gandoger* (24) fous le nom de *longue efpèce,*
pourroit être appellée, par oppofition à la précédente,
petite Vérole tardive.

Elle eft propre à indiquer, felon cet Auteur, que la
maladie pourra être plus orageufe dans fes accidens, &
plus difficile dans fa terminaifon. Je n'ai point obfervé ce
caractère dans les quatre petites Véroles inoculées qui
m'ont préfenté cette irrégularité ; elles ont toutes marché
fans aucun fymptôme fâcheux, & quoique lentes dans
leur cours, elles n'on rien offert qui pût allarmer.

Peut-être n'a-t-on regardé cette efpèce comme dan-
gereufe, que parce qu'elle eft quelquefois remplacée par
la petite Vérole naturelle. Ce doute paroît fondé fur la
poffibilité qu'il y a que la maladie naturelle n'attaque les
inoculés, dans le long intervalle qui s'écoule, depuis l'inftant de l'opération, jufqu'au moment de l'apparition des
fymptômes.

IRRÉGULARITÉS DE LA TROISIEME PÉRIODE.

Cette période eſt encore une de celles qui en fournit de nombreuſes & de frappantes.

On en obſerve cinq.

1°. *Celle dans laquelle il ne ſe fait aucune éruption ni
ſur la partie opérée , ni ſur la ſurface du corps ; quoique l'opération ait été ſuivie de l'inflammation des
plaies & de tous les ſymptômes qui caractériſent l'infection réelle & la fièvre d'invaſion.*

2°. *Celle dont l'éruption n'a lieu qu'au tour des plaies.*

3°. *Celle où elle ne ſe manifeſte abſolument que ſur l'habitude du corps.*

4°. *Celle qui eſt caractériſée par pluſieurs éruptions ſuc-
ceſſives.*

5°. *Celle qui dans les premiers inſtans de l'éruption
générale , offre une éruption de forme éryſipélateuſe
qui ſe mêle avec la première.*

§ I.

Première irrégularité 1°.

Dans cette eſpèce, les parties inciſées préſentent toutes les gradations propres aux inoculations les plus régulières ; elles ſont ſucceſſivement de couleur orangée, rouges, rénitentes, douloureuſes , cernées par l'effloreſcence
purpurine ; en un mot , tous les ſymptômes familiers à
ces ſortes d'inoculations ſe manifeſtent, à l'exception de
l'éruption , qui n'a lieu ni au tour des plaies , ni à l'habitude du corps.

Cette irrégularité, ſans être très-familière , a cependant été obſervée par pluſieurs Inoculateurs.

M. *Murray* parle (25) d'une fille de trois ans,
  » chez laquelle le pus variolique avoit occafionné aux
  » plaies, de la rougeur, des démangeaifons, de la
  » douleur, une fuppuration confidérable, des taches
  » & des veffies dans les environs, un éryfipèle, des mou-
  » vemens fébriles irréguliers, enfin des croûtes épaiffes;
  » *fans déterminer d'éruption*, quoiqu'on eût répété
  » plufieurs fois l'opération ».

M. *Baux* rapporte (26) deux cas qui l'établiffent d'une
manière évidente. » Il inocula le 21 & 23 Avril 1761,
  » deux Adultes (frère & fœur); l'un étoit âgé de 21
  » ans, & l'autre de 18. Cinq ou fix jours après l'infer-
  » tion des fils varioleux, tous les fymptômes qui précè-
  » dent la maladie & qui l'annoncent, fe montrèrent d'une
  » manière très-marquée. L'efcarre fe forma aux deux
  » lèvres des plaies : elle devint dure & douloureufe ; la
  » peau s'enflamma à plus de deux pouces au tour defdi-
  » tes plaies; l'appétit diminua; on fentit une douleur
  » très-vive aux aiffelles, aux bras, à la tête, au dos &
  » aux reins; on fouffrit des pandiculations, des bâille-
  » mens, des vertiges, des langueurs, un mal-aife gé-
  » néral, des naufées, des friffons pendant plufieurs
  » jours; l'inflammation de la peau devint éryfipélateufe
  » jufqu'au coude, la fièvre furvint & fe termina par une
  » grande fueur. La fœur eut de plus une feconde fois
  » de fréquentes envies de vomir, qui, après un léger
  » vomiffement, furent fuivies d'une diarrhée confidérable
  » pendant quelques heures; on attendoit à tout mo-
  » ment *l'éruption varioleufe*, mais elle ne fe fit ni chez
  » le frère, ni chez la fœur; feulement le 4 Mai fuivant,
  » époque naturelle de la chûte de l'efcarre, ce figne s'ef-
  » fectua, les plaies devinrent longues de feize lignes,
  » larges de huit, & profondes de quatre ; elles rendirent

» un pus épais , bien cuit & très-abondant , & ne fu-
» rent fermées que le 5 du mois de Juillet ».

M. *Nicolas* donne l'hiftoire (27) de trois obfervations
qui viennent à l'appui des deux que je viens de citer.

La première , eſt celle d'un Sujet âgé de 25 ans (n°.
46) inoculé à Nifmes en 1764, chez lequel l'opération
fut faite avec des fils dont il s'étoit fervi quelques jours
auparavant avec fuccès , & qui ne fut fuivie d'aucune
éruption, quoiqu'elle préfentât tous les fymptômes qui
la précèdent & l'accompagnent ordinairement.

» Cette opération n'offrit rien de particulier juſqu'au
» *huitième jour*, qu'une petite fièvre & de petits maux
» de tête ».

» Le *neuvième jour* au matin , ces fymptômes dif-
» parurent ; mais ils recommencèrent le foir avec plus
» de force, & avec des naufées ».

» Le *dixième jour* , le malade fut tranquille comme
» la veille ; mais le foir les fymptômes redoublèrent ; il
» fut accablé , & fe plaignit de douleurs aux reins &
» fous les aiffelles ».

» Le *onzième jour*, tous ces fymptômes ceſsèrent ſans
» *éruption*.

» Tant que la fièvre dura , les plaies furent enflam-
» mées & très-douloureufes ; on y voyoit une efcarre
» très-confidérable.

» Les *douzième & treizième jour*, ces plaies, qui
» étoient de la largeur d'un travers de doigt, commen-
» cèrent à bien fuppurer ; la fuppuration fut des plus
» abondantes juſqu'au dix-huitième ou vingtième jour,
» & les plaies étoient prêtes à fe cicatrifer à la fin du
» mois ».

Les deux autres obfervations font celles de deux Ju-
meaux (n°⁵. 73 & 74) , » qui, après avoir éprouvé la
» fièvre, la douleur des aiffelles, les maux de reins &

„ les autres fymptômes familiers, ne préfentèrent au-
„ cune *efpèce d'éruption*. Les plaies avoient cependant
„ donné au fecond panfement les plus belles efpérances ;
„ elles étoient fortement enflammées ; elles fuppurè-
„ rent pendant un mois, & préfentèrent une efcarre
„ très-bien marquée „.

M. *Nicolas* obferve que la Demoifelle ainée aux ju-
meaux, âgée de 5 ans, inoculée par le Médecin ordinaire
de la maifon, avoit offert la même irrégularité dans
fa petite Vérole ; malgré l'exiftence des fymptômes ca-
ractèriftiques d'infection & la fuppuration des plaies,
l'éruprion fut très-douteufe pendant le temps de la
fièvre ; il fe montra à peine quélque boutons qui, peu
de temps après leur fortie, difparurent. Cette particularité, fur trois Sujets de la même famille, eft digne
d'attention.

Elle peut fur-tout fe rencontrer chez les Sujets qui
ont été préparés avec trop de févérité ; chez lefquels on a abufé des purgatifs ; qui portent des cautères ;
dont les plaies ont abondamment fuppuré, ou qui ont
éprouvé des fueurs copieufes.

§ II.

Seconde irregularité 2°.

Cette irrégularité confifte dans *une éruption pure-*
ment locale, c'eft-à-dire, que les parties incifées,
après avoir préfenté les fymptômes de l'infection réelle
& la fièvre éruptive, font les feules fur lefquelles
on obferve des puftules ; l'habitude du corps en eft
entièrement privée, ou fi l'on y en obferve quelques
unes, elles font toujours en petit nombre, ne fe
relèvent jamais, & avortent le plus fouvent.

J'ai un exemple frappant d'une pareille irrégularité
chez une Demoifelle de 4 ans qui, après avoir offert les

fymptômes

symptômes variés d'une petite Vérole chargée, n'é-
prouva *d'éruption que dans le bras droit*, le feul où
l'opération eût réuffi. Cette *éruption* ne s'étendoit
même qu'à la diftance de trois ou quatre pouces autour
de l'incifion ; je ne pus jamais découvrir une feule puftule dans le refte du corps : cette *éruption partielle* fut
cependant précédée de l'inflammation vive de la plaie,
de pefanteur de tête, de vertiges, de rêves, d'affoupiffement, de trémouffemens vifs, de fièvre forte,
& en général des principaux fymptômes avant-coureurs
d'une éruption abondante. La maladie parcourut exactement toutes fes périodes, & marcha de manière à ne
laiffer aucun doute fur fa validité; les boutons s'enflammèrent, fuppurèrent & fe féchèrent en obfervant l'ordre le plus régulier.

§ I I I.

Troifième irrégularité.

Celle-ci eft l'inverfe de celle que nous venons de décrire. *L'éruption eft nulle dans la partie opérée, & n'a
abfolument lieu que fur l'habitude du corps.*

Dans cette efpèce, les fymptômes précurfeurs de la
fièvre d'invafion, ne font annoncés que par une légère
phlogofe dans la partie opérée ; on n'y apperçoit aucune
puftule ; cependant la fièvre fe manifefte, & amène
fouvent une *éruption très-abondante fur tout le corps.*

M. *Duboueis*, Médecin de Cliffon en Brétagne, rapporte
(28) ,, avoir inoculé le 16 Mars 1775, une Demoifelle d'en-
,, viron 10 ans, avec fon frère & fes deux fœurs à peu près
,, du même âge. Il ne parut fur elle aucune éruption
,, locale ; les piqûres de l'infertion reftèrent toujours
,, au niveau de la peau, quoiqu'elles préfentaffent d'abord

E.

,, une petite rougeur d'environ deux lignes de diamètre.
,, La fièvre, accompagnée des fymptômes ordinaires,
,, vint au temps, & à peu près où fe déclare celle
,, d'invafion ; elle fut même affez violente, & dura trois
,, jours. La malade tranfpira beaucoup. ,, L'éruption
locale n'ayant pas précédé cette fièvre, M. *Duboueis*
fe détermina à réitérer l'infertion le douzième jour de
la première ; deux ou trois jours après cette feconde opération, la Gouvernante de l'enfant, apperçut en l'ha-
billant, *quelques boutons fur fon corps*, deux à l'a-
vant-bras, & plufieurs dans le cuir chevelu : ces
boutons étoient fort élevés & remplis de pus. Il eft
évident, dit ce Médecin, que ces boutons n'avoient pas été
produits par la feconde inoculation, puifqu'ils étoient déjà
en maturité, & que d'ailleurs, cette nouvelle infertion
n'occafionna pas le moindre changement dans l'état de
l'enfant, & devint abfolument nulle. -

J'ai connoiffance de deux faits qui ne laiffent aucun
doute fur cette iregularité. Le premier, eft celui d'une
Demoifelle de quatre ans, inoculée par incifion en 1784.
Les parties opérées donnèrent à peine des marques d'infection ; cependant, le huitième jour, elle éprouva une
fièvre vive, accompagnée des fymptômes qui annoncent
une petite Vérole chargée, & qui fe termina *par une*
éruption des plus abondantes dans toutes les autres par-
ties du corps. Le fecond, eft celui d'un jeune garçon
de 6 ans, inoculé par piqûre le 31 Mai 1786 : chez ce
Sujet, toutes les piqûres avortèrent, à l'exception d'une
feule qui refta un peu apparente ; cependant il éprouva
une éruption variolique, bien caractérifée, qui fe mani-
fefta effentiellement fur l'habitude du corps, qui parcourut avec régularité fes temps, & qui, fans être chargée, fut cependant affez confidérable pour raffurer fur
l'événement.

§ IV.

Quatrième irrégularité.

La maladie peut encore préfenter dans cette période une autre irrégularité caractérifée par *plufieurs éruptions de puftules qui fe font fucceffivement.*

Plufieurs Inoculateurs digne de foi l'ont obfervée, & l'ont confignée dans leurs écrits. M. *Nicolas* fait mention „ de l'inoculation d'un enfant de cinq ans, qûi „ fut fuivie de *deux éruptions* bien marquées, dont „ l'une eût lieu le fixième jour après l'opération, & l'au- „ tre le dixième, avec les mêmes fymptômes qui, dans „ l'intervalle de la première à la feconde éruption, „ s'étoient en partie calmés „.

M. *Razoux* (30) dit également, en donnant l'hiftoire de l'inoculation d'un enfant de cinq ans, „ que cette „ inoculation eut cela de particulier, que *l'éruption fe* „ *fit deux fois.* Elle fe montra d'abord fur la fin du „ troifième jour après l'infertion avec tous les fymp- „ tômes qui l'accompagnent ordinairement. La fièvre „ étant tombée, les boutons lui parurent bien diftinats. „ Le lendemain ils difparurent, & reftèrent éclipfés „ pendant près de 24 heures; ils reparurent enfuite „ pour parcourir exactement toutes les différentes pé- „ riodes, fans aucun danger pour le malade.

La feconde obfervation femblable, eft celle que rap- porte le même Auteur d'une Demoifelle âgée de dix ans, „ qui, le feptième jour après l'infertion, préfenta „ une légère *éruption* de puftules, qui fut accompagnée „ de mal à la tête, d'une fièvre décidée & de quelques „ naufées. On fe rejouiffoit déja du fuccès de l'opéra- „ tion, la fièvre étoit tombée, & la malade alloit

» au mieux ; mais 40 heures après cette première *éruption*,
» elle fe plaignit d'un mal-aife général, d'une douleur
» à la tête horrible, dé naufées fréquentes, d'une in-
» fomnie totale ; la fièvre reparut avec une grande vivaci-
» té, & fut même accompagnée de délire. La malade,
» après avoir refté un jour entier & une nuit dans cette
» fituation, *fut couverte tout-à-coup de nouveaux bou-*
» *tons de petite Vérole , dont quelques-uns même,*
» *furent affez rapprochés* «.

. Le troifième exemple d'éruption doublée, dont parle
M. *Razoux*, eft celui d'une Dame âgée de trente ans.
» Cette inoculation fut accompagnée de *deux éruptions*
» dont la *première*, peu confidérable, difparut bientôt,
» pour faire place à une *feconde*, qui parcourut tous fes
» temps avec régularité.

M. *Murray* fait également mention (31) de *fecon-*
des éruptions qui ont quelquefois eu lieu à la fuite de
l'inoculation , mais qui fe font dans le temps que la *pre-*
mière éruption paffe par fes différens degrés. Il attri-
bue ces *fecondes éruptions* à l'excès du froid, à un régime trop nourriffant, à l'exercice foutenu, à la confti-
pation ; & détaille à ce fujet l'obfervation d'un enfant
de huit ans, qui le fixième jour de la première fièvre,
fut attaqué de nouveau d'une fièvre plus violente, effuya
dès-lors une falivation confidérable ; & le quatrième
jour de cette même fièvre, une *nouvelle éruption*
varioleufe.

C'eft dans cette claffe que doit être rangée cette variété dont parle *Dimfdale*, lorfqu'il dit que des Sujets,
après avoir été renvoyés chez eux comme guéris, ont
eu une *feconde éruption variolique* qui, au vrai, n'étoit
que la continuation de la première *éruption* rendue plus
énergique & plus apparente par l'exercice forcé, & le

régime incendiaire auxquels les Inoculés fe livrent quelquefois (32).

§ ˙V.

Cinquième irrégularité.

Enfin , on rencontre encore , quoique plus rarement,
une cinquième irrégularité *produite par une éruption de
forme éryfipélateufe qui , dans les premiers inftans de
l'éruption générale , fe méle avec elles , couvre la furface
de la peau , & femble annoncer une petite Vérole très-
chargée , & de mauvais caractère.*

On reconnoîtra cette efpèce , en ce que les fymptômes qui précèdent *l'éruption éryfipélateufe* , ne répon-
dent pas au changement qui fe fait alors dans la peau ,
quoiqu'elle ait dans cette circonftance toute la rougeur
qu'elle préfente dans les petites Véroles qui doivent être
confluentes : on obferve pourtant que les malades font
moins inquiets , moins agités , qu'ils fe plaignent moins
de la tête, des reins, que leurs forces font beaucoup
moins abattues que dans les petites Véroles de mauvais
caractère: ce qui fert encore à faire diftinguer cette irré-
larité , font les petits boutons varioleux que l'on découvre fur *l'éruption éryfipélateufe*, difpofés çà & là , en
examinant la peau avec une bonne loupe.

Cette *éruption éryfipélateufe* , ainfi que l'obferve M.
Gandoger (33) , paroiffant quelquefois dans le temps
de la préparation des Sujets , & réparoiffant pour l'ordinaire avec l'éruption variolique fecondaire ou générale,
met l'Inoculateur dans la dure néceffité de renvoyer
l'opération à un temps plus favorable , & à difpofer les

humeurs du Sujet à recevoir la maladie plus bénig-
nement.

Tous les Inoculateurs conviennent que cette irrégularité exige certaines précautions & demande certains
remèdes. Elle eſt propre à donner le change & à effrayer.
Dimſdale avoue lui-même l'avoir été la première fois
qu'il eut occaſion de la voir, craignant d'avoir à faire
à une petite Vérole confluente maligne.

Elle a été obſervée par pluſieurs Inoculateurs, ſpécialement par *Burges* (34) & *Dimſdale* (35); elle ne s'eſt
préſentée à moi qu'une ſeule fois chez un Enfant de
quatre mois, inoculé par piqûre; mais M. *Vigarous*,
Profeſſeur diſtingué de l'Univerſité de Montpellier, &
Inoculateur expérimenté, l'a très-diſtinctement obſervée
ſur pluſieurs Sujets, principalement ſur une Demoiſelle,
chez laquelle le lendemain de l'éruption générale, les interſ-
tices des boutons ſe trouvèrent occupés *par des plaques
éryſipélateuſes*, qui, quelques jours après, diſparurent
pour faire place à une ſeconde éruption de boutons
varioleux, en tout ſemblable à la première.

M. *Vieuſſeux* (36) fait également mention de deux
inoculations, qui préſentèrent au ſeptième jour, l'une,
une fauſſe éruption de boutons, très-gros & remplis
d'une ſéroſité claire, qui ſéchèrent au bout de quatre
jours; l'autre *une fauſſe éruption*, de *petites taches très-
nombreuſes* qui diſparurent également au même temps.

En relevant cet accident ſous le nom *d'irrégularité*,
j'ai ſuivi l'opinion & les traces de pluſieurs Maîtres de
l'Art. Quelque nom qu'on lui donne & ſous quelque
rapport qu'on le conſidère, il eſt certain qu'il doit
reveiller l'attention & la vigilance des Praticiens.

IRRÉGULARITÉS DE LA QUATRIEME PÉRIODE.

Elle eſt marquée par deux.

La première eſt relative à la manière dont la ſup-
puration ſe fait.

La ſeconde, à celle dont la cicatriſation des plaies
ſ'opère.

§ I.

Première irrégularité.

Dans cette eſpèce, *la ſuppuration des plaies & des*
boutons, ſe fait d'une manière inexacte & incomplette.
Elle eſt principalement déterminée par la foibleſſe du
Sujet inoculé , ou par les évacuations qu'il peut avoir
éprouvé. Elle s'obſerve ſur-tout chez ceux qui ont été
préparés avec trop de rigueur ; auxquels les purgatifs
ont été adminiſtrés ſans ménagement, avant ou pendant le cours de la maladie ; qui ont éprouvé des ſueurs
conſidérables ; qui ſont ſujets à des écoulemens d'oreil-
les ; ont des plaies anciennes ; portent des cautères ; &c.

Il n'eſt preſque aucun Inoculateur auquel ſa pratique
n'ait offert des cas ſemblables. On en trouve pluſieurs
exemples dans les ouvrages de certains, ſpécialement
dans celui de M. *Nicolas.* Il cite l'obſervation (37) d'une
Demoiſelle de cinq ans , dont la petite Vérole ne
préſenta qu'une ſuppuration très-foible dans les plaies
& dans les boutons ; à raiſon d'un cautère que l'Enfant
portoit à une jambe depuis un an , pour une fluxion
aux yeux.

Les Inoculateurs occupés, obfervent tous les jours que la fuppuration des boutons eft en raifon contraire de la fuppuration des plaies : il eft rare de voir les boutons de l'habitude du corps fournir abondamment du pus, lorfque les plaies coulent fortement : il eft également commun de voir les plaies fécher de bonne heure, lorfque les boutons ont beaucoup fuppuré.

§ II.

Seconde irrégularité.

Enfin, *la lenteur avec laquelle les plaies fe cicatrifent, lors même que tout le cours de l'inoculation a été fatisfaifant*, forme dans cette période une feconde irrégularité que beaucoup d'Inoculateurs ont obfervé. M. *Murray* rapporte (38) l'exemple d'une fille de cinq ans, chez laquelle la fuppuration fut des plus précoces, & la cicatrifation des plaies des plus lentes : le quarante - unième jour de la maladie, elles étoient encore toutes ouvertes, quoique le Sujet n'eût eu environ que quatre-vingt boutons, & que la maladie eût parcouru fes autres périodes exactement.

On voit encore un autre exemple de cette irrégularité, dans l'obfervation que nous avons rapporté d'après M. *Baux*, dans laquelle les plaies ne fe font cicatrifées que deux mois après la guérifon (*première irrégularité de la troifième période*). Je l'ai moi - même obfervée chez deux Sujets, âgés, l'un de quatre ans, l'autre de fept, pour lefquels j'avois été confulté, les plaies étoient encore ouvertes chez le plus jeune, le foixante-unième jour après l'opération ; & chez l'autre, le cinquante - quatrième.

Telles font les principales irrégularités que peut

offrir

offrir dans ſes quatres périodes la petite Vérole inoculée. Examinons maintenant, quelles ſont celles qui peuvent être conſidérées comme ſuffiſantes & propres à
tenir lieu de la petite Vérole naturelle , & celles qui
peuvent affoiblir ou dénaturer l'opération , au point de
la rendre inefficace , & d'expoſer conſéquemment les
Sujets qui y ont été ſoumis une fois , à contracter de
nouveau la maladie.

SECTION TROSIÈME.

CONSIDÉRATIONS SUR LE DEGRÉ
DE CONFIANCE QUE MÉRITENT LES INO-
CULATIONS IRRÉGULIERES.

EN analyſant avec ſcrupule les diverſes irrégularités
que nous venons de décrire , il ſera aiſé de s'apperce-
voir que certaines ſont entièrement privées des caractères eſſentiels de la petite Vérole , tandis que d'autres
les préſentent dans toute leur étendue.

§ I.

L'Inoculation qui a été abſolument ſans effet , ainſi
que *celle qui n'a produit qu'une affection purement
locale* , ne ſauroient être réputées avoir amené une
véritable petite Vérole , & laiſſent par cette raiſon , les
Sujets expoſés à la contagion , dans une circonſtance
plus favorable.

La *première* de ces irrégularités , annonce que les
Sujets ſe trouvoient privés dans le moment où on les

F

a inoculés, de cette difpofition néceffaire au développement de la maladie.

On ne peut douter que cette difpofition ne foit moins
prochaine chez les uns que chez les autres. Si elle étoit
généralement uniforme, une méthode capable de donner la petite Vérole à une perfonne, auroit infaillible-
ment le même effet fur toutes : or, c'eft ce que l'expérience contredit. On voit tous les jours que la même
efpèce d'infertion développe la petite Vérole chez un
Sujet, & eft infuffifante pour la communiquer à un
autre (1).

L'obfervation journalière apprend encore, que des
perfonnes font furprifes par la petite Vérole naturelle,
après avoir affronté impunément pendant plufieurs
années, tous les dangers d'une communication in-
time (2).

Il ne faut cependant pas croire que le défaut de
fuccès vienne toujours de cette foibleffe de difpofition,
il dépend fouvent de la nature peu active du miafme
employé, ou de la manière dont ce même miafme a
été introduit. On doit s'attendre, par exemple, à voir
échouer l'opération, toutes les fois que l'on fe fera
fervi d'une matière *peu élaborée, sèche, ancienne*, ou
que pour l'inférer, on aura pratiqué des ouvertures
*trop peu nombreufes, trop fuperficielles ou trop
profondes.*

C'eft fous le même point de vue que doit être confidérée *l'inoculation dont l'effet fe borne à la partie
opérée*, & que nous avons appellé par cette raifon
inoculation locale (3).

Les obfervations rapportées, d'après MM. *Dawfon,
Wrigth & Chretien*, établiffent d'une manière évidente,
que cette affection ne fauroit être regardée comme une
véritable petite Vérole, quoique la matière des plaies

puiſſe avoir la propriété de communiquer la maladie auſſi parfaitement que le pus le mieux conditionné.

L'hiſtoire des inoculations dont MM. *Dawſon & Chretien* donnent les détails, prouvent cette vérité ſans réplique. On y voit que les Sujets, quoique ayant communiqué à d'autres par la matière de leur plaie, une petite Vérole bien caractériſée, ne l'avoient cependant pas contractée eux-mêmes, puiſqu'ils ont été ſuſceptibles de la reprendre, les uns par l'art, les autres naturellement.

utile . X

Ce phénomène, tout curieux qu'il eſt, ceſſe cependant de paroître extraordinaire, dès que l'on fait attention que les plaies qui ont fourni le virus qui a donné naiſſance à ces inoculations régulières, l'avoient déjà reçu, & qu'il y avoit été conſervé avec d'autant plus d'énergie, qu'il n'avoit point été diſſéminé.

La virus l'eſt dans la partie

On voit journellement chez les Nourrices qui allaitent des Enfans attaqués de la petite Vérole naturelle, chez les Garde - Malades, chez les Médecins occupés, que les parties expoſées au contact immédiat des Varioleux, préſentent de véritables puſtules de petite Vérole, dont la matière communique parfaitement la maladie, ſans ce que cependant la ſortie de ces puſtules ait été précédée d'aucune fièvre.

puſtules chez des médecins Dont matière Communie petite vérole

L'obſervation de M. *Wrigth*, rapportée plus haut (4), vient à l'appui de ce principe. Nous avons vu qu'il étoit parvenu à donner la petite Vérole la plus complette à ſix Négres, en les inoculant avec une matière recueillie ſur une puſtule variolique qu'il portoit ſur le pouce depuis ſept jours.

L'expérience tentée par M. *Chretien* ſur lui-même, eſt encore très-concluante (5). Voulant ſe convaincre ſi la fièvre étoit eſſentielle, pour que la matière qui ſurvient aux piqûres fût contagieuſe, il imagina de ſe procurer

fur lui un bouton en fuppuration , quoiqu'il eût eu la
petite Vérole naturelle , & qu'il en fût fortement mar-
qué ; à cet effet, il fe piqua dans diverfes parties du
corps avec des lancettes chargées , les unes avec un
pus confiftant & formé , les autres avec la férofité
que fournit la plaie avant que la fièvre ne fe déclare.
Les piqûres furent le lendemain enflammées , mais
cette inflammation fut fur-tout marquée dans celles qui
avoient été faites avec de la férofité ; il fe forma à
chacune d'elles un petit bouton qui fe remplit de matière
féreufe. Ayant pris de cette matière avec une lancette,
& s'étant repiqué , il détermina dans les endroits dans
lefquels il la dépofa , d'autres boutons pareils ; s'étant
fervi de la matière de ces boutons pour faire de nouvelles piqûres , & ayant ainfi multiplié ces piqûres, dans
l'intention d'introduire à la fois une plus grande quantité
de levain varioleux , il parvint à fe donner une petite
Vérole artificielle , dont le caractère fut conftaté par
plufieurs perfonnes de l'Art (6), & qui fut accompagnée d'une éruption confidérable, d'une fièvre foutenue
d'une fuppuration abondante.

Ces faits démontrent évidemment que la matière
d'une inoculation quelconque, peut être regardée comme propre à communiquer la petite Vérole, fans cependant que ce fuccès puiffe fournir une preuve directe
que le Sujet dont cette matière a été extraite, a réellement éprouvé la maladie.

Ils démontrent encore, que ces *inoculations partielles
& circonfcrites*, peuvent exifter fans que le refte de
l'économie animale y participe , & que fe bornant à la
partie opérée, fans développer la difpofition générale,
elles ne peuvent point tenir lieu de la petite Vérole.

C'eft pour avoir négligé cette févérité de diagnoftic,
que l'on a fouvent pris pour de petites Véroles réelles,

action locale
fi eft infuffifante
pour preferver .

des inoculations incomplettes & manquées, & que l'on a exposé les Sujets à recevoir de nouveau la maladie, des mains de la Nature ou de l'Art.

Ce sont des cas pareils qui ont donné lieu à la supposition, que des personnes inoculées ont eu une seconde fois la petite Vérole, quoiqu'on eût assuré que l'inoculation avoit réussi.

De semblables erreurs, en fournissant chaque jour de nouvelles armes aux ennemis de l'inoculation, continueront d'attirer sur cette pratique salutaire, des inculpations peu méritées, & en éloigneront toujours les personnes qui ne la jugent que d'après quelques événemens isolés, auxquels elle n'a aucune part.

Toutes ces raisons forcent nécessairement à admettre deux conditions essentielles pour que l'inoculation ait son plein effet; 1°. Il faut qu'il existe dans le Sujet qu'on inocule, une *disposition locale* qui favorise la première impression du virus appliqué par l'opération.

2°. Il est nécessaire que cette première disposition soit secondée par une *disposition générale des humeurs*. Celle-ci est constamment annoncée par la fièvre, le plus souvent par l'éruption, & par les autres symptômes morbifiques qu'excite le virus à mesure qu'il pénètre & infecte le sang (7).

Ces principes une fois établis par l'observation, c'est sur eux que l'Inoculateur doit regler la conduite qu'il a à tenir dans ces circonstances. Il est de sa prudence de regarder comme *nulles & manquées*, toutes les inoculations que lui présenteront les deux irrégularités qui nous occupent, & de revenir pour la seconde fois à l'opération, en ne négligeant rien de ce qui peut en assurer le succès.

A cet effet, il choisira un pus bien élaboré & récent;

il l'introduira avec foin , donnant dans le fecond effai ,
la préférence à la méthode la plus active.

Il choifira , avons nous dit, *un pus bien élaboré* (8).
Comment efpérer en effet, que celui qui eft féreux ,
& qui n'a point encore paffé par tous les degrés de
maturité qui le conftituent pus véritable , puiffe produire
une petite Vérole telle qu'il convient de l'avoir pour
être en fûreté ? Ne doit-on pas craindre au contraire ,
que la petite Vérole qui pourra naître d'un pareil pus ,
ne foit une petite Vérole incomplette , irrégulière dans
fon développement, & incertaine dans fes effets ?

Cette crainte paroît d'autant plus fondée, que M.
G●●d avoue (9) avoir déterminé fur un nombre donné
d'inoculations , *un cinquième de petites Véroles fimplement locales* , *en employant un pus féreux.*

Quelques flatteufes que foient donc les promeffes des
Inoculateurs , qui donnent la préférence au pus récent
fur le pus fait ; comme la fûreté pour l'avenir n'eft
pas en raifon de la fûreté préfente , il fera toujours
dangereux de les imiter. " Qu'ils craignent, ainfi que
" le dit M. *Dehorne* (10) , que fa maladie qui fera le
" produit d'une pareille matière , ne foit un fimulacre
" de petite Vérole, impropre par fa reffemblance avec
" la petite Vérole volante, à mettre à l'abri de la réci-
" dive ". Il peut encore arriver que ce pus amène
des dépôts lents , d'une terminaifon difficile & dange-
reufe , par cela même qu'il n'aura pas les qualités néceffaires pour développer la maladie telle qu'elle doit être.

La fûreté de l'opération exige donc que l'Inoculateur choififfe dans ce cas fur tous les autres pus , celui
qui a déjà été travaillé par la nature , qui pofsède une
confiftance & une couleur réquifes , tel que l'on le
rencontre dans les boutons de petite Vérole dont la
fuppuration eft commencée , & dont cependant la bafe

est encore entourée du cercle inflammatoire ; lui-seul est capable de produire une petite Vérole heureuse dans sa terminaison, réguliére dans sa marche, & complette dans ses effets.

Ce pus doit être encore récent (11). Celui qui n'a point cette qualité, quoique regardé par plusieurs Inoculateurs comme suffisant pour développer la maladie, peut cependant faire manquer l'opétation. ,, Elle sera ,, toujours beaucoup plus sûre, dit M. *Kirpatrick* (12), ,, quand pour la faire on se sera servi d'une matière ,, fraîche ,,. En négligeant cette précaution, on a encore à craindre, ajoute M. *Dehorne* (13), ,, que le ,, pus n'ait été altéré par la décomposition des humeurs ,, ou par la fièvre de suppuration. Dans de pareils ,, doutes, il y auroit certainement de l'imprudence à ,, préférer un pus qui participât de ces défauts, à un ,, pus bien conditionné.

La manière plus ou moins exacte de l'introduire, est encore un point essentiel dans cette circonstance. Elle dépend en partie de la méthode qu'on emploie. Il est de fait que des ouvertures *trop peu nombreuses* (14), *trop superficielles* (15) *ou trop profondes* (16), font souvent échouer l'opération. Les premières, ménageant le miasme variolique, & l'appliquant trop délicatement, l'empêchent de pénétrer. Les secondes l'entraînent ou l'affoiblissent, en le mêlant avec le sang qui s'échappe, lorsque les ouvertures n'ont point été faite avec légéreté.

Enfin, *le choix de la méthode* qui peut le plus favoriser l'introduction du virus, est de la plus grande importance. Celle de *l'incision pratiquée d'après les principes de M. Pouteau*, paroît ici l'emporter sur toutes les autres, par les avantages qu'elle réunit. Elle consiste *à faire des incisions qui ouvrent touté l'épais-*

feur de la peau , & fraient au virus de larges voies
pour pénétrer dans la maſſe du ſang (17).

Comme il eſt eſſentiel *de forcer la nature à s'expli-*
quer dans ce cas ſur les diſpoſitions varioliques du
Sujet , l'Inoculateur ne doit pas ſe contenter de la *pre-*
mière inſertion , il faut encore qu'il la réitère au bout de
quarante-huit heures , à la levée du premier appareil,
& qu'il introduiſe de nouveau dans la plaie , du levain variolique. Cette ſeconde inſertion en étayant la première,
remédie à l'affoibliſſement que la matière variolique
reçoit du ſang qui a envéloppé les fils qui la contenoient.
La prééminence de cette manière d'inoculer dans les
cas rebelles , ne ſauroit être méconnue. M. *Pouteau ,*
qui l'a pratiquée avec ſuccès ſur pluſieurs Sujets , ne
craint pas d'avancer qu'une perſonne qui y a été ſoumiſe
une fois , doit être très-raſſurée ſur les craintes de contracter la petite Vérole , lors ſur-tout, qu'elle n'a pu
être déterminée par l'emploi de ſa méthode. L'épreuve
que j'en ai fait ſur deux jeunes enfans inoculés ſans
ſuccès , avec le même fil variolique qui avoit donné
la petite Vérole au premier eſſai à trois autres ,
me force de convenir que cette méthode d'inoculer les
Sujets refractaires à la contagion , eſt une des plus utiles
& des plus ſûres (18).

Quelle que ſoit ſon efficacité , il peut cependant arriver qu'elle manque ſon effet , & que le moment où cette
méthode aura été tentée , ne ſoit pas le moment favorable ; dans ce cas , il convient de ne pas aller en avant &
d'attendre quelqu'autre ſaiſon pour interroger une troiſième
fois la nature ſur les diſpoſitions varioliques du Sujet.

§ II.

§ I I.

L'inoculation dans laquelle fe déclarent tous les fymptômes caractériftiques de la fièvre éruptive , fans que néanmoins il fe faffe aucune éruption ni inflammation des plaies (19) , ainfi que *celle dont le cours fe fait avec rapidité* (20) , forment dans la feconde période , *deux irrégularités* propres à laiffer des incertitudes.

Abfolument dépourvues de certains phénomènes néceffaires à l'effence de la maladie , elles ne fauroient être réputées avoir produit une véritable petite Vérole

La prudence femble exiger dans ces cas, que l'Inoculateur ne fe repofe pas entiérement fur ce fuccès apparent , & qu'il conftate le vrai caractère de ces inoculations , par l'emploi des moyens qui peuvent le plus l'éclairer fur cet objet.

La *première de ces irrégularités* , eft une de celles qui exigent le plus de précautions : on trouve néanmoins des Médecins inftruits qui ne font aucune difficulté de regarder cette infertion comme ne devant laiffer après elle aucun doute , & qui penfent qu'un Sujet a réellement éprouvé la petite Vérole , dès qu'il a préfenté cette *effervefcence fébrile générale* , appellée *fièvre d'invafion variolique* ; qu'elle eft furvenue à l'époque ordinaire , qu'elle a été accompagnée de l'odeur vireufe , de maux de reins , de bâillements , de naufées , de maux de tête & des autres fymptômes familiers à cette fièvre.

C'eft , felon eux , cette *effervefcence fébrile & générale* qui conftitue le véritable caractère de la maladie ; ils penfent que quoique la crife qui termine le plus ordi-

G

nairement cette fièvre , foit une éruption de puftules ;
elle peut cependant prendre une autre voie. Ils fe fon-
dent fur ce que ces variétés , dans les moyens dont la
nature fe fert pour dompter fon ennemi , plus rares à la
vérité dans la petite Vérole , fe préfentent journellement
dans prefque toutes les maladies dont l'efpèce humaine
eft affligée.

Ce raifonnement qu'ils appliquent à la petite Vérole
inoculée , qui préfente la même variété , eft ce qui les
raffure , & leur fait regarder les inoculations qui l'oftrent,
comme de vraies petites Véroles.

Les fueurs abondantes, l'écoulement plus confidérable des plaies ou des cautères, l'effet des purgatifs répé-
tés , font encore des objets qui diminuent leurs craintes.
Ils regardent de pareilles évacuations , comme capables
de fuppléer en partie, & même en entier, à l'éruption,
en fourniffant une iffue à l'humeur variolique.

Ces raifons , foumifes à une analyfe exacte, paroîtront
toujours aux Obfervateurs judicieux & févères , plus fpé-
cieufes que folides : ils ne regarderont ces fortes d'inoculations, que comme de petites Véroles *avortées* , & ne
négligeront rien pour diffiper leurs doutes. Leur
incertitude fera d'autant plus fondée , que l'expérience a prouvé que ces moyens ne font pas toujours
fuffifans pour remplacer complétement l'éruption , &
que l'humeur variolique qui peut s'échapper par ces divers
couloirs, ne fort pas toujours affez abondamment pour
produire une dépuration parfaite (21).

Il eft une épreuve dont quelques Inoculateurs Anglois vantent l'efficacité. Elle confifte à paffer, pendant
la durée de la fièvre éruptive, une lancette fur la peau du Sujet inoculé , qui fe trouve le plus fouvent à cette époque ,
humectée par la tranfpiration , & à inoculer un autre

Sujet avec cette lancette imprégnée de *l'humeur tranf-piratoire*. Si cette inoculation d'épreuve réuffit, il ne peut refter aucun doute fur le fuccès de la première opération.

Cette expérience, quoique tentée en Angleterre avec fuccès, ne fauroit raffurer complétement ; elle n'eft point propre à diffiper toute incertitude, & il eft à défirer que de nouveaux effais nous éclairent.

La feconde irrégularité de cette période, *celle où l'inoculation parcourt fes temps avec rapidité*, femble faire naître certaines craintes.

Il eft vrai que plufieurs Inoculateurs ont avancé que de pareils Sujets, après avoir eu la maladie fous cette forme, ont été pour toujours à l'abri de la récidive, que l'infertion a conftamment échoué fur eux, que quoiqu'expofés en différentes occafions à la contagion variolique, ils n'ont pu reprendre la maladie ; enfin, que le pus fourni par ces inoculations, employé fur d'autres Sujets, n'a jamais manqué de leur communiquer la petite Vérole, toutes les fois qu'ils fe font trouvés difpofés à la recevoir.

Malgré toutes ces efpérances, on ne fauroit regarder cette irrégularité comme entièrement capable de préferver d'une nouvelle contagion ; c'eft au moins le fentiment de beaucoup d'Inoculateurs modernes. L'abfence de plufieurs phénomènes effentiels à la maladie & la rapidité avec laquelle elle parcourt fes temps, font le fondement de leurs incertitudes & de leurs craintes. Ils penfent qu'il eft plus prudent dans ce cas de répéter l'opération, en employant fur-tout un *pus bien formé & confiftant*, comme le plus propre à éloigner cette irrégularité ; nous avons déjà vu qu'elle étoit principalement produite par le *pus trop féreux* (22).

On ne peut donc que blâmer la conduite des Inoculateurs qui s'attachant à faire parcourir à la petite
Vérole ses temps avec rapidité , regardent les périodes
de cette maladie , comme des gradations inutiles qu'il
faut savoir franchir ; qu'ils craignent que ce diminu-
tif de la petite Vérole, qui paroît être l'objet de tous
leurs vœux, ne trompe un jour leurs espérances , &
que l'avantage momentané qu'ils procurent en suivant
cette marche , n'ait des suites fâcheuses pour les Inoculés qui en auront joui.

Il n'en est pas de même de la *petite Vérole inoculée
qui marche avec lenteur* (23).

Cette irrégularité peut être considérée sous un aspect
tout différent. Elle offre les caractères essentiels à la
maladie , & présente des phénomènes qui , quoique
ralentis dans leurs cours , sont assez nombreux & assez
réels pour rassurer sur l'événement , & pour tenir lieu
de la petite Vérole la plus régulière.

Elle oblige seulement quelquefois à recourir aux
moyens propres à exciter la nature languissante , & à
ranimer l'inflammation lente des plaies. C'est à quoi
l'on parvient par de petites doses de préparations anti-
moniales , par les purgatifs doux, les boissons diapho-
rétiques , les cordiaux, l'exercice dans un air modéré-
ment frais , &c.

§ I I I.

Parmis les *irrégularités* nombreuses de la troisième
période, *la première*, est la seule qui laisse après elle
quelques incertitudes.

Malgré les expériences faites par *Dimsdale* & l'opinion de certains Médecins , qui regardent cette espèce

d'inoculation , comme ayant produit fon plein effet , il eft difficile d'être entiérement tranquille , lorfque l'on confidère que cette efpèce de petite Vérole , quoique pourvue des phénomènes caractériftiques de la maladie , ne préfente aucune efpèce *d'éruption*. La prudence femble devoir la faire ranger dans la même cathégorie que *celle qui parcourt fes temps avec rapidité.*

Le *défaut d'éruption* ne peut qu'imprimer à cette inoculation un caractère douteux , & doit néceffairement difpofer à la foumettre aux épreuves qui peuvent le faire difparoître. Peut être feroit-on fondé à tranfporter fur elle le raifonnement qui démontre le peu de validité de la *première irrégularité* que préfente la maladie dans fa *feconde période* ; mais *l'inflammation des plaies* vraiement exiftante dans celle qui nous occupe , met entre l'une & l'autre de ces inoculations , une différence qui ne permet pas de les regarder du même œil , & de les confondre : en effet, dans celle-ci, les phénomènes propres à caractérifer *l'infection locale*, fe manifeftent dans *l'inflammation des plaies*, & cette inflammation jointe à la fièvre qui l'accompagne , peut jufqu'à un certain point raffurer fur l'événement. Dans l'autre , l'abfence de *l'inflammation des plaies* & le défaut *d'éruption*, ne permettent pas de déterminer fi la fièvre qui a exifté, a été le produit de l'infection variolique , ou de toute autre caufe. Qui peut répondre que cette fièvre ne fera pas, pour fes effets, analogue à la *fièvre varioleufe* qu'on obferve fouvent pendant les épidémies de petite Vérole , & que comme elle, elle ne fera pas infuffifante pour préferver de la contagion.

C'eft fous un autre afpect que doivent être confidérées les inoculations *qui ne préfentent des puftules que dans la partie opérée, ou dans l'habitude du corps (24).*

Celles dont l'éruption est double, ou accompagnée de plaques éryfipélateufe (25).

Ces quatre efpèces de petites Véroles, quoique troublées dans leur marche par l'une ou l'autre de ces anomalies, n'en préfentent pas moins les caractères abfolument néceffaires à la maladie, & conféquemment doivent être regardées comme vraiement préfervatives de toute nouvelle contagion.

§ IV.

On doit également dans la quatrième période, n'avoir aucun doute fur les petites Véroles inoculées *dont la fuppuration des puftules eft foible & incomplette, & dont la cicatrice des plaies s'opère avec lenteur (26).*

Ces irrégularités ne peuvent en aucune manière influer fur l'efficacité de l'opération ; elles n'intéreffent en rien l'effence de la maladie & dépendent prefque toujours, ou de la qualité dépravée des humeurs, ou des fautes que peut avoir commis l'Opérateur (27).

§ V.

Ces difcuffions nous conduifent naturellement à former deux claffes très-diftinctes de petites Véroles inoculées.

Dans *la première* fe trouvent comprifes fous le nom *d'inoculations préfervatives,* toutes les petites Véroles inoculées *fur lefquelles il ne peut exifter aucun doute, & qui ont procuré réellement & complétement la maladie, telle qu'on doit la défirer.*

De ce nombre font,

(55)

1°. La petite *Vérole* inoculée , régulière dans ses quatre périodes.

2°. Celle qui marche avec lenteur (28).

3°. Celle qui n'offre qu'une éruption locale ou générale, mais qui est accompagnée de fièvre. (29).

4°. Celle dans laquelle il se fait des éruptions successives ou érysipélateuses. (30).

5°. Enfin, Celle dont la suppuration est incomplette , & dont la cicatrice des plaies n'arrive que tard (31).

Dans la *seconde classe* , viennent se ranger *les inoculations non préservatives* , c'est-à-dire , celles qui n'amènent que des petites Véroles *avortées* , *incomplettes* & incapables par conséquent de préserver de la récidive.

On trouve dans cette classe ,

1°. La petite *Vérole* inoculée , qui est absolument sans effet. (32).

2°. Celle qui ne produit qu'une affection purement locale & à laquelle le reste du corps ne participe pas. (33).

3°. Celle qui ne présente que la fièvre éruptive , sans inflammation des plaies , & sans éruption. (34).

4°. Celle dont la marche se fait avec une rapidité marquée. (35).

5°. Enfin, Celle qui , quoique caractérisée par l'inflammation des plaies & par la fièvre , est cependant dépourvue d'éruption. (36).

Il est vraisemblable que des Inoculateurs moins sévères placeront cette *dernière irrégularité* dans la classe des *irrégularités préservatives*. Malgré les autorités respectables qui auroient pu m'y déterminer , je n'ai pas cru devoir le faire par l'incertitude qu'elle laisse après elle , & le besoin qu'elle a de nouvelles preuves.

Concluons donc que tous les Sujets qui auront présenté *une inoculation régulière* ou l'une ou l'autre des *irrégularités de la première classe* , doivent se regarder comme

ayant complétemement éprouvé la petite Vérole , &
conféquemment à l'abri de la récidive.

Que ceux au contraire dont les inoculations auront
été troublées par quelqu'une des *irrégularités* de la *feconde
claffe*, ont à craindre une nouvelle infection , & ne
doivent rien négliger pour l'éloigner ou la prévenir.

Quoique le tableau des anomalies que préfente quelquefois dans fa marche la petite Vérole inoculée , eût
été commencé par un de ces hommes qu'il eft difficile
de fuivre & d'imiter (*Dimfdale*) , j'ai cependant cru
qu'il étoit de mon devoir comme Médecin & comme
Inoculateur , de facrifier à l'utilité publique , toute efpèce
de confidération , & de raffembler fous un même point
de vue toutes les irrégularités que mes lectures , ma
correfpondance avec plufieurs Inoculateurs célèbres ,
& mon expérience propre m'ont fait connoître.

Ces irrégularités fe rencontrent trop fouvent dans la
pratique , pour être négligées ou méconnues , & c'eft
le motif qui m'a fait prendre la plume.

Les confeils que je donne dans cet effai font fimples ,
fondés fur des principes connus de tous les Inoculateurs
inftruits , & propres à prévenir les dangers auxquels
certaines de ces irrégularités expofent.

J'aurai rempli le but que je me fuis propofé , fi , en
les rappellant aujourd'hui à certains Inoculateurs , qu'un
excès de confiance pour l'infertion aveugle , je parviens
à les rendre plus circonfpects & plus févères.

Si le contraire arrive , je n'en accuferai que la foibleffe de mes efforts , & n'en eftimerai pas moins ceux
que je n'aurai pu perfuader.

Le plaifir de faire le bien ,
Eft le prix de l'homme qui penfe.

NOTES

NOTES.

SECTION PREMIERE.

(1) D IMSDALE paroît être le feul Auteur qui ait indiqué quelques-unes des irrégularités que préfente quelquefois dans fon cours la petite Vérole inoculée. On peut cependant voir dans l'ouvrage que cet Inoculateur célèbre a publié en Anglois, fur la *méthode actuelle d'inoculer la petite Vérole*, combien eft imparfait le tableau des irrégularités dont il a fourni les premiers traits.

(2) M. Dehorne. *Mémoire fur quelques abus introduits dans la pratique de l'inoculation de la petite Vérole &c.* (Mémoires de la Société Royale de Médecine, années 1780, 1781).

(3) La méthode des piqûres, vulgairement appellée *Méthode des futtons*, du nom de leur Inventeur, fe pratique de la manière fuivante. On plonge une lancette, ou dans une puftule de petite Vérole, foit naturelle, foit inoculée, ou dans un morceau de coton imbibé de pus frais ; on charge enfuite la pointe de cette lancette de matière variolique ; puis appliquant le pouce & l'index fur la partie du bras qui fert de place ordinaire aux cautères, on y plonge la lancette préparée.

Cette piqûre doit être affez profonde, pour pénétrer fous l'épiderme ; & en même temps affez courte, pour ne pas excéder deux tiers de ligne ou une ligne au plus. En introduifant l'inftrument, il convient de le mouvoir trois ou quatre fois dans tous les fens, afin que la matière fe dépofe plus exactement ; en le retirant, il faut comprimer l'épiderme foulevé, pour qu'il fe rétabliffe fur la peau. L'opération s'exécute ordinairement fur les deux bras, même à plufieurs endroits de chaque bras. Dans ce dernier cas, on doit obferver une certaine diftance entre les piqûres. Il eft effentiel que la petite goutte de fang qui s'échappe par la fection des vaiffeaux entamés, ne forte qu'avec une extrême lenteur ; le plus fûr moyen d'y parvenir, confifte à diriger la lancette de haut en bas, & à ne l'enfoncer que très-peu.

H

Quant à la *Méthode de l'incision*, on emploie indifféremment un fil de coton, de charpie ou de foie. On le pénètre
de pus, en lui faisant traverser un bouton bien mûr de petite
vérole. Au même endroit où nous avons dit que la piqûre de-
voit être opérée, on pratique avec la lancette *une incision d'un
pouce de longueur au plus, très-superficielle, capable de diviser
l'épiderme sans entamer la peau.* Après avoir placé le fil imbibé
dans le centre de l'incision, on l'y contient à la faveur d'un
emplâtre aglutinatif, ou mieux encore avec un coupon de taffetas d'Angleterre taillé en forme ovale. L'appareil doit rester
en cet état l'espace de 40 à 48 heures ; après lequel on retire
avec précaution le fil, qui, lorsqu'il a été bien placé, se trouve
ordinairement collé aux bords de la plaie. Pour éviter de la
faire saigner, il convient de détacher, & le taffetas & le fil
en bassinant légèrement la partie avec l'eau tiède. *L'incision*
s'opère également sur chaque bras.

Ces deux méthodes étant aujourd'hui les seules généralement
employées par les Inoculateurs, je regarde comme inutile de
parler d'une infinité d'autres absolument négligées.

(4) Quoique la roideur & la douleur des aisselles ou des
aînes, soit un symptôme familier à la petite vérole inoculée, &
qu'il ait été donné par beaucoup d'Inoculateurs, comme un des
plus propres à annoncer l'infection, l'expérience cependant a fait
voir qu'il ne falloit pas trop compter sur ce signe, souvent
propre à donner le change. Plusieurs Sujets éprouvent la maladie sans le présenter, & d'autres le présentent sans qu'elle se
développe. M. *Houlston* dit avoir observé cette roideur ou ten-
sion aux aisselles chez des Inoculés opérés sans succès quelconque.
Moi-même j'ai soigné plusieurs Sujets qui ne l'ont jamais pré-
sentée, & qui cependant ont éprouvé la maladie de la manière
la plus complète. J'en trouve cinq exemples dans mon journal
d'inoculation.

(5) Le nombre des boutons dans la petite vérole inoculée
régulière, peut varier depuis deux ou trois jusqu'à soixante, &
depuis soixante jusqu'à cent, deux cens, trois cens, quatre
cens, &c.

(6) Quoiqu'en général, les petites véroles inoculées n'of-
frent qu'une petite quantité de boutons, il ne faut cependant
pas croire que l'inoculation ne donne quelquefois naissance à
de petites véroles très-chargées en pustules. J'ai sur mon jour-

nal plufieurs exemples d'inoculations qui ont préfenté de petites
véroles décidément confluentes. Ces éruptions abondantes s'obfervent principalement chez les Enfans que l'on inocule pendant
les premiers mois de la naiffance, & avant la pouffe des
dents, ainfi que chez les Sujets dont la peau eft fombre &
foncée. J'ai cependant vu des petites véroles de même
nature fur des Sujets de quatre, de cinq, de fix ans, & beaucoup d'Inoculateurs ont fait la même remarque. En général le
vifage fournit affez conftamment le cinquième de la totalité
des boutons répandus fur l'habitude du corps. Cette obfervation faite par le célèbre *Camper*, (*Mémoire fur les avantages
de l'inoculation, & la meilleure manière de l'adminiftrer*),
eft une de celles que j'ai eu occafion de vérifier le plus fouvent, lorfque la petite vérole a été affez difcrette pour permet-
tre l'énumération des puftules.

(7) J'ai vu cette *efflorefcence purpurine* s'accroître confidérablement dans ce moment, fur-tout chez les Enfans à la
mamelle. L'inflammation, la tenfion & l'engorgement des
parties opérées, font quelquefois portés à un tel point, que
ces jeunes individus n'ont pas un feul inftant de repos ; ils pouf-
fent des cris continus qu'on ne parvient à appaifer, qu'en ra-
fraîchiffant la partie avec le beurre frais, ou le cérat de Galien.
On en recouvre les parties enflammées, & l'on revient à l'o-
pération toutes les deux heures.

(8) Quoiqu'il ne foit pas ordinaire d'obferver la *fièvre fecondaire* dans la petite vérole inoculée, on doit s'attendre cependant à la voir quelquefois furvenir chez les Sujets qui préfentent
des petites véroles chargées en boutons, lors même que la
maladie a fuivi une marche regulière. On en trouve des exemples chez quelques Obfervateurs. *Gaubius* donne l'hiftoire d'une
inoculation pour laquelle il fut obligé d'employer le quinquina
dans la vue de modérer & de combattre la fièvre fecondaire
dont elle fut accompagnée ; (*Réflexions fur différens accidens
qui ont accompagné l'inoculation de la petite vérole.*) (Journal
de Médecine ann. 1757, Tom. VI., pag. 404 & fuiv.). J'ai
moi-même obfervé cette fièvre de fuppuration, d'une manière
bien caractérifée fur cinq Sujets d'âges différens ; le plus jeune
étoit un enfant de 4 mois inoculé par *incifion*, les quatre autres avoient mis toutes leurs dents, & leur âge varioit depuis
deux ans & demi jufqu'à quatre. Ces cinq fujets me préfentè;

rent tous de petites véroles conflüentes. Leur marche fut cependant, à la fièvre près, des plus regulières. Cette fièvre, quoique
très-vive chez une Demoiselle de trois ans, & chez un garçon
de quatre, inoculés par *piqûre*, ne détermina aucun symptôme
fâcheux; ils furent seulement l'un & l'autre fortement accablés
tout le temps de sa durée, & éprouvèrent par intervalle, un
léger délire qui se fit principalement remarquer vers le soir
des deux jours qu'ils conservèrent la fièvre forte.

SECTION SECONDE.

(1) IL n'est presque pas d'Inoculateur exercé, qui n'ait été
dans le cas de voir manquer plusieurs fois l'opération, chez
des Sujets inoculés avec la même matière qui avoit du premier trait, donné la maladie à une infinité d'autres. Il sem-
ble même que cette disposition que porte chaque individu à
contracter la petite vérole, varie encore suivant les âges de la
vie. On voit dans l'histoire qu'a donné M. *Baux*, des inoculations faites en Provence en 1761, (Journal de Médecine
année 1761, T. XV. Lettre écrite à M. *de la Condamine*),
que cette disposition paroît être infiniment moindre à un certain âge que dans la jeunesse. » Sur treize adultes inoculés avec
les précautions requises, six ne purent contracter la petite
Vérole, quoique quelques-uns eussent donné des signes non-
équivoques de la communication du venin varioleux extérieur
avec le sang ». Quelque concluante que paroisse cette observation, l'inoculation ne sauroit être regardée comme un moyen d'épreuve assuré pour juger exactement de la disposition
que nous apportons à un âge avancé à contracter la petite
Vérole ; la raison en est, que plusieurs adultes se soumettent
à l'insertion dans l'incertitude d'avoir eu cette maladie naturellement pendant leur tendre enfance, ou dans le doute, de
n'avoir eu que la *petite vérole volante*, qui en impose souvent par bien des endroits.

(2) Lettre à M. ***. Gazette salutaire. Année 1765. N°.
XLV.

(3) Gazette salutaire. Année 1776. N°. XXXIII.

(4) Journal d'inoculations. Gazette salutaire. Année 1771.
N°. XXVIII.

(5) Tranſactions médicales publiées par le Collége des Médecins de Londres. Vol. III.

(6) Journal de Médecine, traduit de l'Anglois. Année 1786. T. VI. Part. première.

(7) Cette obſervation intéreſſante, par l'analogie qu'elle a avec celles de MM. *Dawſon & Wright*, ſe trouve conſignée dans un Mémoire préſenté par M. *Chrétien* à la Société Royale des Sciences de Montpellier, ſous le titre d'*obſervations-pratiques ſur l'inoculation*. Les faits curieux qui y ſont conſignés, ſont déſirer que l'Auteur le rende public. D'après ſon agrément, j'anticipe ſur ſa publication, en faiſant connoître les obſervations qui ont quelque rapport à la matière que je traite.

(8) Gazette ſalutaire. Année 1761. N°. XXXII. Note (1) de la Lettre adreſſée à l'Auteur de cette Gazette.

(9) Journal de Médecine. Année 1775. T. XLIV.

(10) Traité de la petite vérole inoculée (en Allemand).

(11) Traité-Pratique de l'inoculation. Part. III. Chap. III.

(12) Ouvrage cité, ibid.

(13) Obſervationum & animadverſionum ſuper variolarum inciſione ſutura.

(14) Ouvrage cité. Obſervation VI.

(15) Année 1732.

(16) Lettre à M. Chais.

(17) Journal de Médecine. Année 1757. T. VI.

(18) Ouvrage cité.

(19) Rapport ſur l'inoculation.

(20) Journal des inoculations faites à Niſmes en 1757.

(21) Relatio de præparat. & adminiſtrat. ad inciſionem neceſſariâ.

(22) Ouvrage cité.

(23) Mémoire de la Société Hollandoiſe.

(24) Ouvrage cité.

(25) Ouvrage cité.

(26) Lettre écrite à M. de la Condamine ; avec quelques réflexions ſur l'inoculation des adultes. Journal de Médecine. Année 1761. T. XV.

(27) Ouvrage cité.

(28) Gazette ſalutaire. Année 1776. N°. XXXIII.

(29) Ouvrage cité.

(30) Lettre à Mr. Belletête, Doyen de la Faculté de Méde-

cine de Paris, &c. fur les inoculations faites à Nifmes en 1764.
(31) Ouvrage cité. Part. II.

(32) Rien n'eft plus commun en Angleterre dit *Dimfdale*,
que de voir les hommes du peuple, & fur-tout les Artifans,
retourner à leur travail ordinaire, dès que la fièvre d'invafion
les a quittés, c'eft-à-dire, au moment où l'éruption commence ;
de forte qu'il n'eft pas rare de les voir couverts de boutons dans
leur attelier. ⊒ Il eft également ordinaire felon Mr. *Gandoger*, de
voir fur nos côtes voifines de l'Angleterre, des Matelots Anglois
inoculés depuis douze à quinze jours, & conféquemment couverts
de puftules varioliques, faifant la contrebande ou le Commerce
libre.

(33) Ouvrage cité.
(34) Ouvrage cité.
(35) Ouvrage cité.
(36) Traité de la nouvelle méthode d'inoculer la pétite vérole.
(37) Ouvrage cité. N°. 4.
(38) Ouvrage cité.

SECTION TROISIEME.

(1) Voyez la note (1) de la feconde Section.

(2) *Huxam* (*Oper. Phyfic. Medic. T. II p.* 124,) dit avoir
connu plufieurs Sujets qui allant au-devant de la maladie, en
fréquentant les varioleux, vivant avec eux, les touchant, n'a-
voient jamais pu contracter la petite vérole dans le moment de
leur commerce, & l'avoient éprouvée les uns après quelques
mois, les autres après plufieurs années. ⊒ Le Docteur *Waffer-
berg* (*Haënii inftitut. Patholog. T. II. p.* 561), affure avoir
été conftamment expofé depuis fa naiffance jufqu'à l'âge de quinze
ans, au danger de contracter la petite vérole naturellement, &
n'en avoir été atteint que dans un âge plus avancé. ⊒ On trouve
dans *Van-Swieten*, (*comment. T. V. p.* 147, 148) l'hiftoire
d'une fille, qui après avoir continuellement habité avec fes frères
& fœurs pendant qu'ils avoient la maladie, ne put la contracter
qu'à foixante ans.

J'ai traité en 1782, une petite vérole naturelle bénigne à
une Payfane, mère de 7 enfans, qui après les avoir foignés à

différentes reprifes de la petite vérole naturelle , ne fut elle-même attaquée de la maladie qu'à fa foixante-huitième année. = En parcourant les Auteurs , on trouve une infinité de faits analogues.

Cette difpofition à contraster la maladie , paroît varier felon l'âge & le climat. Les rifques paroiffent être moindres pour les adultes en raifon compofée de leur âge , du nombre des épidé-mies dans lefquelles ils ont vécu , & de la grande poffibilité qu'ils aient eu la petite vérole au berceau ou dans leur tendre enfance , fans qu'ils s'en fouviennent , ou fans qu'ils en aient eu connoif-fance ; de forte que plus on eft avancé en âge , & plus on a vécu dans un plus grand nombre d'épidémies de petite vérole , plus auffi le danger d'en être atteint diminue. L'expérience prouve que quelques perfonnes contrastent naturellement la petite vérole à l'âge de 25 ou 30 ans , mais très-peu à celui de 40 & au-def-fus , parce que , quand on a vécu jufqu'à l'âge de 40 ans & au-delà , on a effuyé huit ou dix épidémies de petite vérole natu-relle , & que pendant ce long intervalle , fi on ne l'a pas prife , on peut préfumer qu'on n'a pas les difpofitions néceffaires.

Le climat peut encore amener des différences dans cette difpofition. S'il faut en croire quelques Voyageurs , les Negres de la latitude feptentrionale ne font attaqués de la variole qu'à la quatorzième année. Ceux de la latitude méridionale en font même abfolument exempts , ainfi que les Habitants de l'Ifle Ste. Helene.

(3) Seconde irrègularité de la première Période.

(4) Ibid.

(5) Ouvrage cité. (Obfervation 8.)

(6) Pendant tout le cours de cette petite vérole , M. Chrétien s'eft préfenté à différentes reprifes chez MM. *de Lamure, Tandon, Brun* & *Cuffon* qui ont tous conftaté le caractère de la maladie.

(7) L'une & l'autre de ces difpofitions , font encore fuf-ceptibles de plufieurs modifications. Il peut arriver que la *dif-pofition locale* exifte en même-temps dans une partie du corps , & n'exifte pas dans l'autre. Ce qui arrive à plufieurs piqûres pratiquées toutes avec une égale attention , dont les unes réuf-fiffent & les autres avortent , femble mettre la chofe hors de doute.

Il peut fe faire encore que cette *difpofition locale* fe con-ferve , lors même que la *difpofition générale* n'exifte plus , ou n'exifte que foiblement.

Enfin, il eſt poſſible que la *diſpoſition générale*, quoique foible ou détruite en partie, ſoit renouvellée d'une manière plus ou moins énergique, & proportionnée à des circonſtances qu'il eſt difficile de déterminer. Ce fait paroît prouvé par les petites véroles qui peuvent forcément être développées en multipliant les piqûres chez les Sujets qui ont déjà éprouvé la maladie naturellement. Les détails dans leſquels entre M. Chrétien à ce ſujet dans ſa 8e. obſervation, ſemblent ne rien laiſſer à déſirer ſur cet objet.

(8) Quoique, ſelon quelques Inoculateurs, on puiſſe indifféremment ſe ſervir pour inoculer d'un pus ſéreux & à peine commencé, ou d'un pus travaillé & conſiſtant, cependant le plus grand nombre regardę aujourd'hui celui qui eſt formé, & qui a ſubi l'élaboration qui en conſtitue l'eſſence, comme le plus propre à donner de petites véroles bien caractériſées.

Indépendamment du danger qu'il y a de ne déterminer que de petites véroles locales en employant un pus ſéreux, on s'expoſe encore à voir échouer l'opération. Il peut arriver que ce pus, en produiſant une inflammation & un écoulement trop précoces, entraîne le miaſme variolique, & empêche qu'il ne ſoit abſorbé.

(9) Mémoire ſur l'Inoculation. (*Mémoires de la Société Royale de Médecine de Paris*. Années 1780, 1781.)

(10) Ouvrage cité.

(11) Il ne ſauroit exiſter de comparaiſon pour l'activité, entre la matière récente & celle qui eſt ancienne. Quoique pluſieurs Inoculateurs eſtimables aient dans pluſieurs occaſions fait uſage du pus conſervé ſur la pointe d'une lancette pendant un certain temps, de mèches préparées depuis pluſieurs mois, de croûtes, ſans que cela ait nui à la fécondité de la matière. Quoique cette pratique ſe trouve étayée par celle des Chinois, qui gardent des années entières les croûtes dont ils ſe ſervent pour inoculer, cependant il eſt plus naturel & plus ſûr, de préférer un pus frais toutes les fois qu'on le peut; c'eſt un moyen pour n'avoir aucune inquiétude ſur la nature de la maladie qu'on veut déterminer. Des effets locaux, imparfaits ou nuls, laiſſent toujours une incertitude déſagréable, ou une ſécurité trompeuſe. Je regarde ce défaut de précaution, comme une des cauſes les plus propres à multiplier les *inoculations ſans effet*, ou les *inoculations locales*.

12)

(65)

(12) Infs. variol. analyf., &c.

(13) Ouvrage cité.

(14) Les Inoculateurs ne font pas entiérement d'accord fur le nombre des piqûres qu'il convient de faire à chaque bras. En pratiquant *la méthode des futtons*, les uns veulent qu'on n'en faffe *qu'une feule*, les autres au contraire, qu'on en porte le nombre jufqu'à cinq à fix.

S'il faut en croire Mr. *Tydefcq*, (*Traité de l'infertion de la petite vérole*), une feule piqûre doit fuffire, & les multi-plier, c'eft expofer les Sujets. » Selon lui, les boutons phleg-
» moneux réfultants des piqûres, étant en proportion du nombre
» de ces piqûres, & une tumeur inflammatoire allumant une
» fièvre plus ou moins ardente à raifon de fon étendue, plus
» les piqûres feront multipliées, plus on aura lieu de s'attendre
» à une petite vérole accompagnée d'une fièvre orageufe &
» grave. »
» D'un autre côté, plus on ménage le virus, moins on expofe
» à de petites véroles de mauvais caractère. Ce virus péné-
» trant par plufieurs iffues, fe mélant avec le fang, auffi rapide-
» ment que confufément, peut occafionner de petites véroles
» fougueufes & prématurées, & devenir la fuite de quelque
» cataftrophe. »

Selon M. *Girod* au contraire, (*Mém. fur l'inoculation, Mém. de la Société Royale de Méd.* ann. 1780, 1781) l'abondance de l'éruption, toutes chofes d'ailleurs égales, eft, jufqu'à un cer-tain terme encore indéterminé, en raifon inverfe du nombre des piqûres.

Les inoculations par quatre, cinq & fix piqûres ne lui ont jamais donné de petites véroles confluentes, pendant que fur deux cents vingt-neuf inoculations faites par deux piqûres feule-ment, plufieurs ont été fuivies de petites véroles de cette nature.

M. *Archer*, Médecin de l'Hôpital d'inoculation en Angleterre, réduit également la proportion des morts à un fur quatre cents, pendant que le Chevalier *George Backer*, Médecin de la Reine d'Angleterre, & d'autres Praticiens connus, affurent que dans la Ville de Londres où l'on n'inocule ordinairement que par deux piqûres, cette proportion pouvoit fe porter à un fur deux cents.

On trouve dans le Mémoire qu'a donné M. *Camper*, fur les *avantages de l'inoculation & la meilleure manière de l'admi-niftrer*, le tableau de douze inoculations faites par deux, trois,

I

quatre , cinq , fix & fept incifions. Les fept incifions n'ont produit que quatre boutons , pendant que deux incifions faites fur
trois Sujets , ont déterminé fur le premier 230 boutons , fur le
fecond 1000 , & fur le troifième 1500. Malgré cette différence d'effets , M. *Camper* recommande d'être circonfpeB fur le
nombre des incifions , crainte de ne caufer des engourdiffemens
& des dépôts aux aiffelles.

Dans le nombre de trente inoculations pratiquées par MM.
Nicod & *Girod* , les unes par deux piqûres , les autres par quatre , la maladie s'eft préfentée fous des formes très-variées. Les
inoculés de M. *Girod* n'ont offert qu'un très-petit nombre de puftules , en comparaifon de ceux de M. *Nicod*.

Enfin , M. *Girod* affure que fur 1705 inoculés par plufieurs
piqûres , il n'en eft mort que trois , ou un fur 564 ; tandis
que les pertes des inoculés par deux piqûres étoient auparavant
un fur 208.

L'attention que j'ai toujours eu depuis que j'inocule , de pratiquer l'Infertion par fix & même huit piqûres , avant de connoître les avantages de cette méthode , me force d'embraffe r
l'opinion des Inoculateurs qui recommandent de les multiplier ,
pour avoir des fuccès conftans , & de petites véroles heureufes.

Quelques plaufibles que paroiffent les raifons que donne M.
Tudefcq à ce fujet , & quelque confiance que l'on doive à fes
obfervations , l'expérience du plus grand nombre doit l'emporter ,
toutes les fois que cette expérience donne des réfultats uniformes
dans des Pays différens. Or , il eft prouvé que l'on obtient généralement un plus grand nombre de petites véroles de bonne
qualité , en multipliant les piqûres , que par toute autre méthode.
Cet avantage , qui feul devroit réunir tous les fuffrages , eft encore
relevé par la fûreté de l'opération , & l'efpérance où l'on eft de
lui voir produire fon effet , fi le Sujet eft fufceptible d'infeBion.

(15) Quoique dans la méthode *des futtons* , il foit avanta-
geux de ne faire les piqûres que fuperficielles , & que cette
règle foit une de celles que les Inoculateurs recommandent
le plus ; cependant , il ne faut point porter la chofe à l'excès , & pratiquer l'infertion de manière à les rendre prefque
invifibles , ainfi que le veulent certains. Trop de délicateffe dans
la manœuvre , rend fouvent l'inoculation fans effet , ou fi la
petite quantité de matière introduite vient à donner la maladie ,
elle ne fe développe qu'avec lenteur , eft irrégulière dans fa
marche , & laiffe fouvent après elle des incertitudes. Plufieurs

faits dont j'ai été témoin, m'autorifent à penfer ainfi.

(16) Les piqûres trop profondes ont également de grands inconi véniens. D'abord, elles font douloureufes, & permettent rarement au miafme variolique de pénétrer; il eft ordinairement entraîné par le fang qui s'échappe à mefure que l'on retire l'inftrument. Secondement, elles peuvent donner naiffance à des dépôts ou des ulcères qui ne fe cicatrifent fouvent qu'avec peine, & qui font d'autant plus incommodes, qu'on les fupporte en pure perte.

(17) La *méthode des incifions*, quoique moins employée que celle *des piqûres*, eft cependant aujourd'hui pratiquée avec un grand fuccès par beaucoup d'Inoculateurs, qui la regardent comme plus fûre, *je n'ai jamais été dans le cas de réinoculer*, me marque dans une lettre un Inoculateur célèbre (M. Mazars de Cazéles,) *lorfque j'ai employé l'incifion, ce qui m'eft arrivé plus fouvent, lorfque j'ai pratiqué l'infertion par la piqûre ou par le véficatoire. J'ai également obfervé que la méthode des incifions a, ainfi que les autres méthodes, l'avantage de manifefter dès le troifième ou quatrième jour l'infection locale, & de faire connoître l'exiftence & les progrès de la maladie, plufieurs jours avant que la fièvre d'invafion ne la décèle. Elle ne défigure pas le lieu de l'infertion, ainfi qu'on l'a annoncé, & les plaies qui en réfultent, contre lefquelles on a fi fortement crié, fe ferment prefque auffitôt que les croûtes tombent, fi les incifions ont été bien faites, & fi au lieu de les panfer avec des fuppuratifs, on ne fait ufage que de pommades douces, antiphlogiftiques, & qu'on n'y applique ni bande, ni compreffe, ni topique.*

Les fréquentes occafions que j'ai eu de mettre en ufage cette méthode, m'ont pleinement convaincu qu'elle peut être employée avec autant d'avantage que celle des *piqûres*, pourvu qu'on ait la précaution de n'opérer qu'avec une extrême délicateffe & de ne faire l'*incifion* que très-fuperficielle. J'ai même obfervé que chez les Sujets fluxionnaires, chargés d'humeurs, & chez lefquels par conféquent on a befoin d'entretenir l'écoulement des plaies, l'*incifion* fecondoit toujours mieux les vues du Médecin que la *piqûre*: il fuffit alors de recouvrir la plaie d'une feuille de lierre fimplement, & de ne la panfer que comme on panfe les cautères.

Cet avantage joint à ceux qu'a encore la méthode des incifions d'être fure, peu douloureufe, de pouvoir être pratiquée en tout temps, en tout lieu & à volonté, me paroiffent des titres fuffifans pour l'affocier avec confiance à celle des *piqûres*.

(18) L'efpérance que l'on a aujourd'hui de pouvoir renouveller la difpofition variolique en multipliant les piqûres, même dans les circonftances où tout femble annoncer que cette difpofition n'eft plus fufceptible de développement, paroît devoir autorifer, comme un fecond moyen d'épreuve, les tentatives auxquelles M. *Chrétien* n'a pas craint de fe livrer. Il eft cependant tel de mettre dans ces effais le ménagement & la prudence que néceffite une opération auffi délicate. Il ne faut jamais oublier que la nature violentée s'irrite quelquefois, & devient fougueufe, & qu'il n'eft aucune circonftance dans la vie, même dans le moment de la fanté la plus parfaite, où cet état ne puiffe avoir des fuites funeftes.

(19) Première irrégularité de la feconde Période.

(20) Seconde irrégularité de la feconde Période.

(21) Seconde irrégularité de la première Période.

(22) Ibid.

(23) Troifième irrégularité de la feconde Période.

(24) Seconde & troifième irrégularités de la troifième Période.

(25) Quatrième & cinquième irrégularités de la troifième Période.

(26) Première & feconde irrégularités de la quatrième Période.

(27) Les précautions qu'il convient d'avoir de ne pratiquer les *piqûres* ou les *incifions* qu'avec délicateffe, eft fur tout indifpenfable pour les Sujets iffus de parens cacochymes, & dont on peut fufpecter les humeurs. J'ai vu plufieurs de ces Sujets préfenter dans leurs plaies des ulcères rebelles, quelque attention qu'on eût mis dans l'opération & de quelque manière qu'on les pansât.

(28) Troifième irrégularité de la feconde Période.

(29) Seconde & troifième irrégularités de la troifième Période.

(30) Quatrième & cinquième irrégularités de la troifième Période.

(31) Première & feconde irrégularités de la quatrième Période.

(32) Première irrégularité de la première Période.

(33) Seconde irrégularité de la première Période.

(34) Première irrégularité de la feconde Période.

(35) Seconde irrégularité de la feconde Période.

(36) Première irrégularité de la troifième Période.

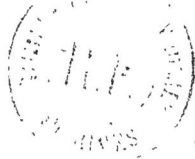

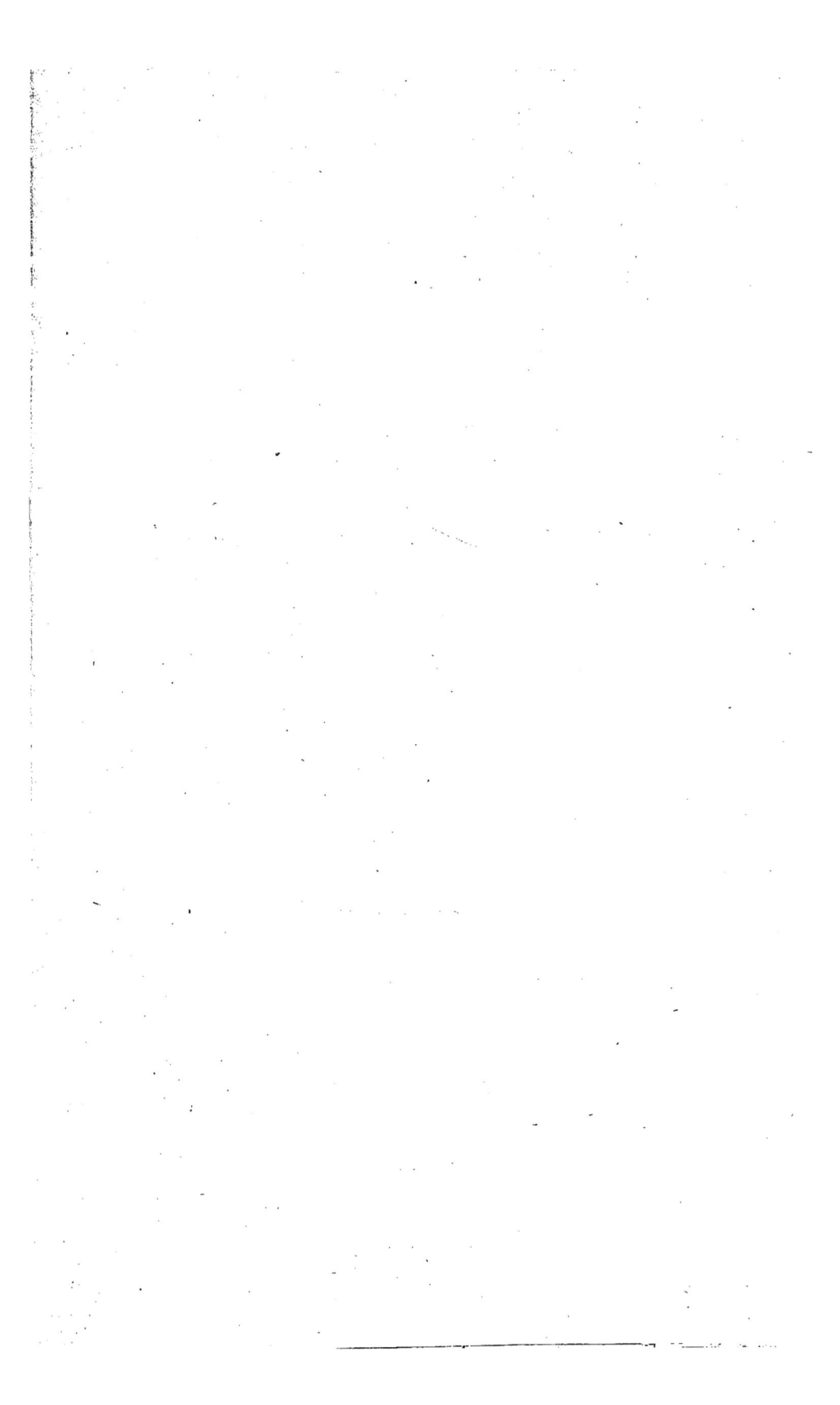

www.ingramcontent.com/pod-product-compliance
Lightning Source LLC
Chambersburg PA
CBHW071254200326
41521CB00009B/1758